脳の疲れがスッキリとれる!

自律神経が整う 点つなぎ&パズル

医学博士
米山公啓 監修

永岡書店

監修のことば

医学博士
米山公啓

脳の疲れを生み出す自律神経の不調は点つなぎで無心になって整える！

現代人に多い「脳の疲れ」は自律神経の不調が原因!?

最近よく「脳の疲れ」というキーワードを耳にするようになりました。「脳の疲れ」は、医学的な基準が設けられているわけではなく、脳がどのように疲れているかを医師が診断することはできません。ただし、病気でもないのに「頭がうまく働かない」とか「何となくだるくてやる気が起きない」という症状に悩まされている方は実際に数多くいらっしゃいます。

こうした体調不良を引き起こす原因として考えられるのは、「自律神経の不調」です。自律神経は交感神経と副交感神経というふたつの神経から成り立っています。このふたつの神経はシーソーのように交互にオン・オフを繰り返しています。交感神経がオンになるのは、運動しているときやストレスを感じているとき。逆に副交感神経がオンになるのは、休息しているときやリラックスしているとき。健康な人は、このふたつの神経がバランスよく働いています。

しかし、ストレスの多い現代社会では、日常的に心配事や悩み事を抱えている方をよく見かけます。ストレスを常に受け続けていると、交感神経がオンになっている時間が長くなってしまい、うまくリラックスすることができなくなります。このように自律神経のバランスが乱れた状態が「脳の

自律神経のバランスイメージ

健康な人の場合
切り替えのバランスがいい！

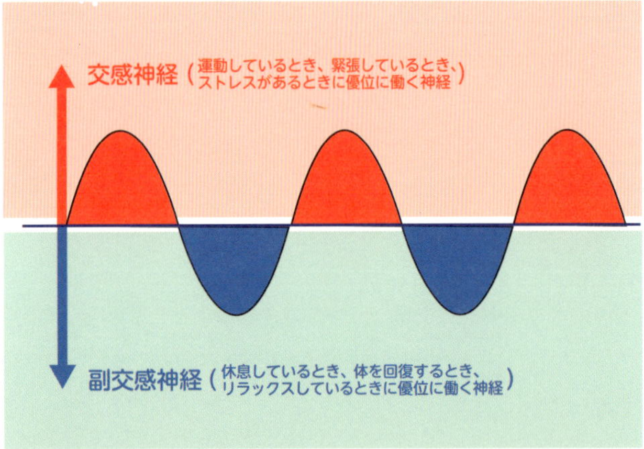

不健康な人の場合
切り替えのバランスが悪い！

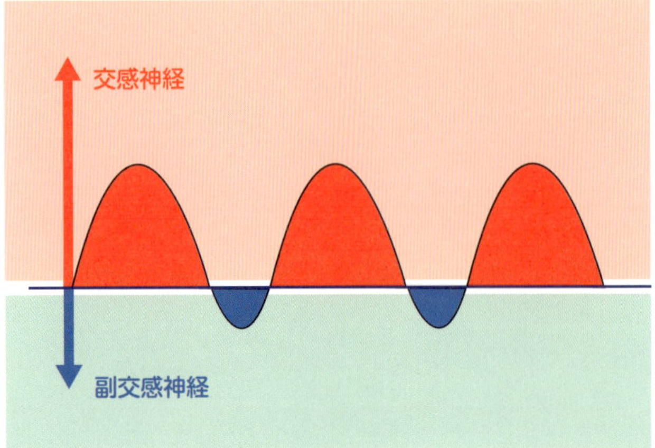

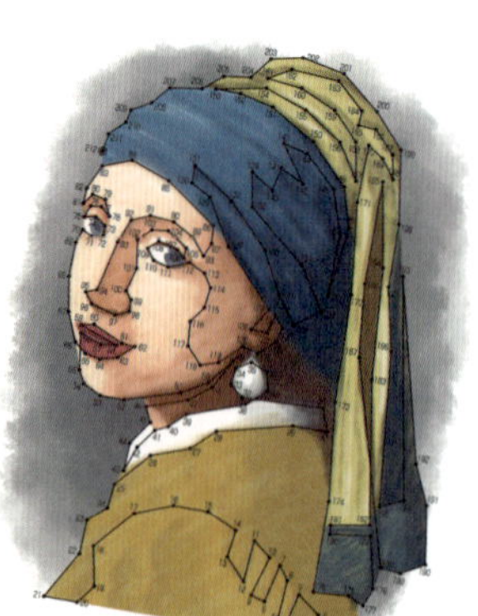

疲れ」と呼ばれ、倦怠感や頭痛などの不調を生じさせる原因となっているのです。

自律神経を整えるためには無心になることが重要！

リラックス（副交感神経をオンに）するために休息をとることは必要ですが、何も考えずにいることは案外難しいもの。仕事のトラブルや私生活の悩み事などを頭に思い浮かべて、交感神経をオンにしてしまいがちなのです。結果的に自律神経のバランスは崩れたままで、いつまでも脳の疲れが解消されません。

では、いったいどうすれば自律神経のバランスを整えられるのでしょうか。ズバリ結論から申し上げますと、「頭を空っぽ」にすることです。とはいえ、先ほども申し上げたとおり、人はどんなに忘れようとしても心配事や悩み事があると、なかなか考えることをやめられません。

そこで、何かに集中して頭を空っぽにする時間を作り、それを習慣づけることをおすすめします。大好きな趣味があればいいのですが、平日は時間がなくてなかなか趣味に没頭できないという方も多いのではないでしょうか。毎日の習慣にするならば、気軽に短時間で集中できるものがおすすめです。

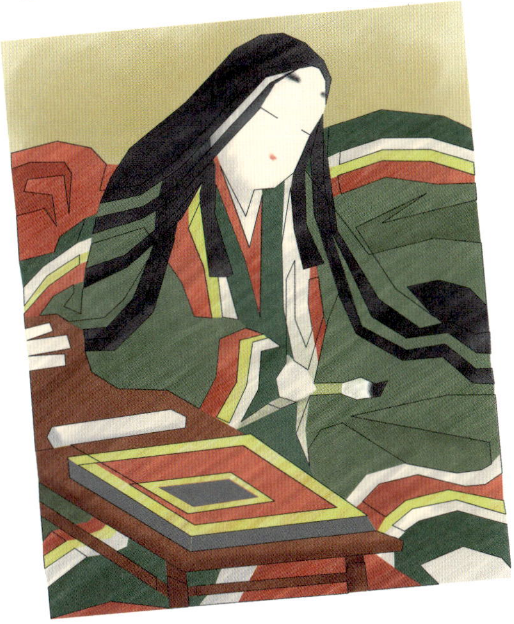

点つなぎを楽しむポイント

- １日 30 分を目安に楽しむ
- 携帯電話やテレビの電源を消して集中できる環境で行う
- 交感神経から副交感神経に切り替わりやすい夕方以降の時間帯がおすすめ

点つなぎ&パズルで脳を刺激して休息の習慣を身につけましょう!!

こうした点で、本書に収録されている「点つなぎ」や「パズル」は自律神経のバランスを整えるための習慣づけとして最適だといえます。点をひとつひとつ探すという行為は、いやが応でも集中できる環境を生み出してくれるからです。この点つなぎに集中している時間は、いわば無心の状態。ほかのことはいっさい忘れています。意識的に「無心」になることでリラックスしやすい脳の状態を生み出しやすくなるのです。

たとえば、仕事から帰ってきたときは、まだ交感神経がオンになっています。自律神経のバランスを崩してしまっている人は副交感神経との切り替えがうまくできず、せっかく家に戻ってきてもなかなかリラックスできません。そんなときに点つなぎを楽しめば、副交感神経に切り替わりやすくなり、よりよい休息の時間を過ごせるでしょう。

また、本書には点つなぎだけでなく、迷路やまちがい探しなども収録しています。その意図は「脳を飽きさせない」ため。脳は、慣れると飽きっぽくなる性質をもっています。点つなぎばかりで飽きてしまうと習慣づけが難しくなってしまうので、バラエティ豊かな問題を交互に解いて楽しむことをおすすめいたします。

カラー
01
日本&
世界の芸術

点つなぎ「ラ・ジャポネーズ」 点の数：337

浮世絵コレクターでもあったクロード・モネが1876年に描いた油彩作品。モデルは妻のカミーユ。

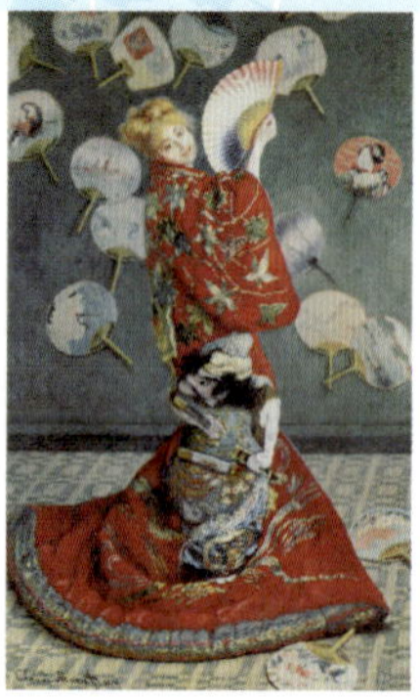

使う色 → 赤 緑 青

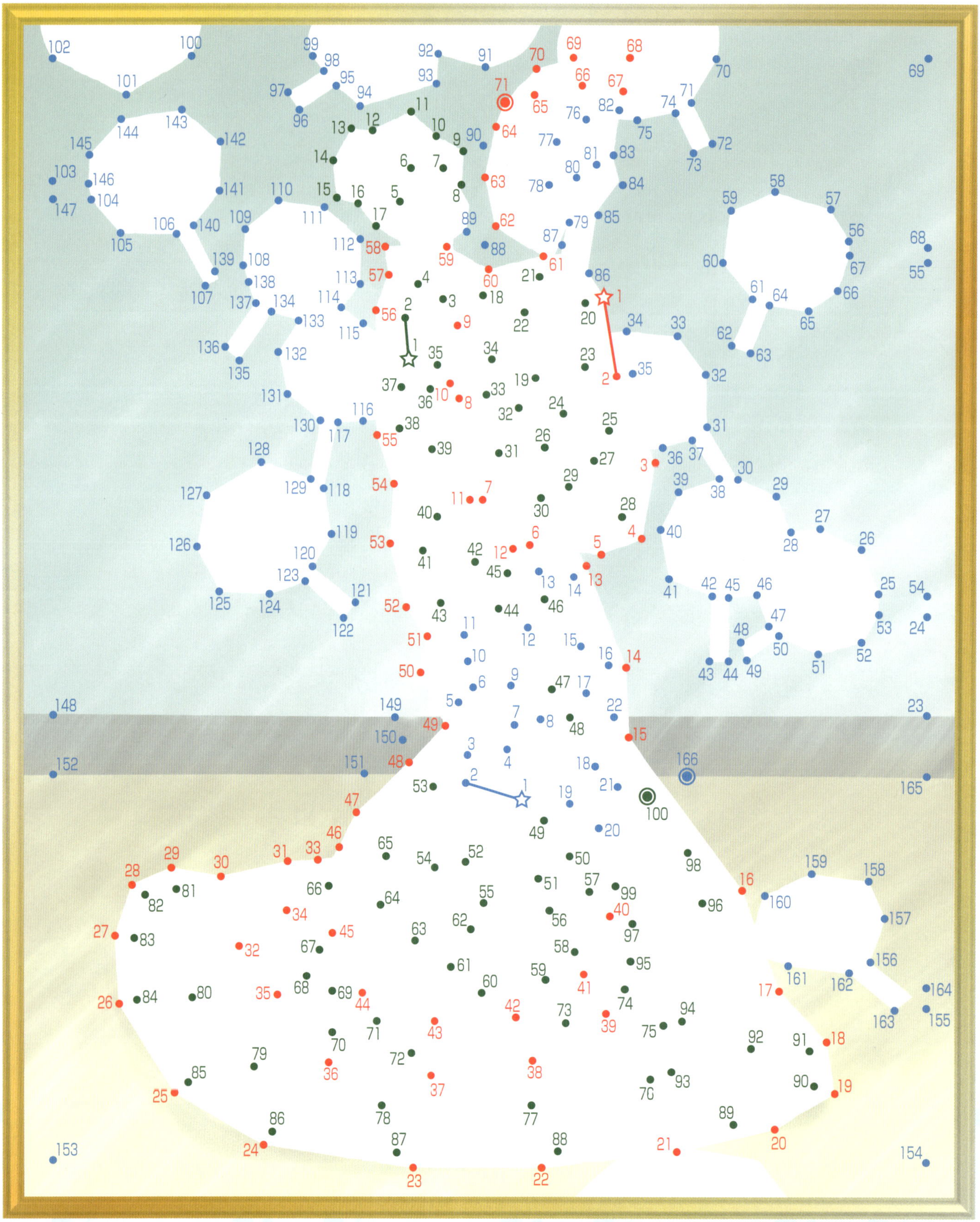

※それぞれの色を1から順に点をつないでください。

解答⇨ 89 ページ

カラー
02

パズルぬり絵「クレオパトラ」

古代エジプト、プトレマイオス朝最後のファラオ（君主）。絶世の美女として知られています。

使う色 —— 1 2 3 4 5 6 7 8 9 10 11

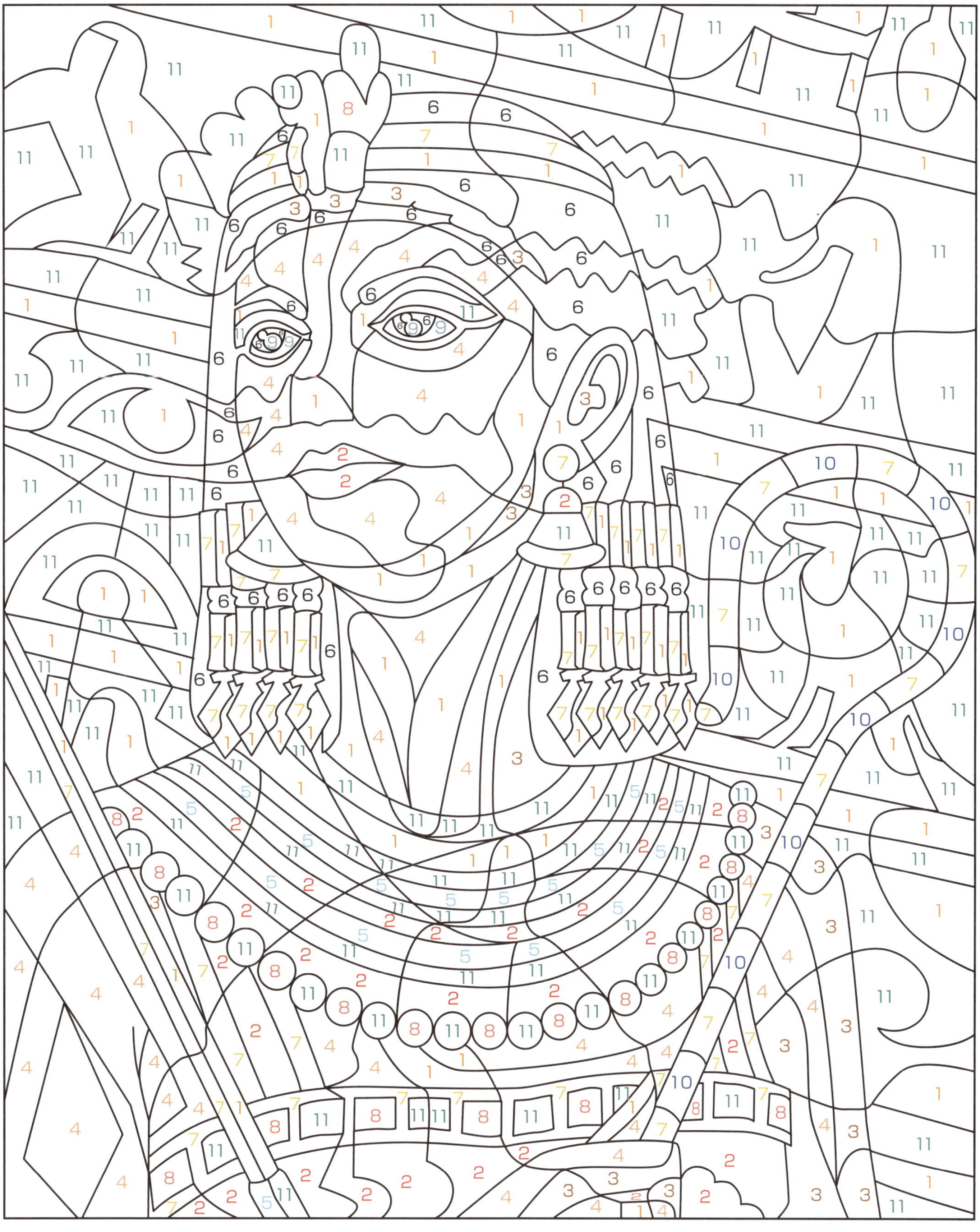

解答⇨ 89 ページ

カラー
03
動植物

点つなぎ「花束」

点の数：336

愛する人や母親などに花を贈る習慣は、イギリスから始まったといわれています。

使う色 → 赤　黄色　桃色

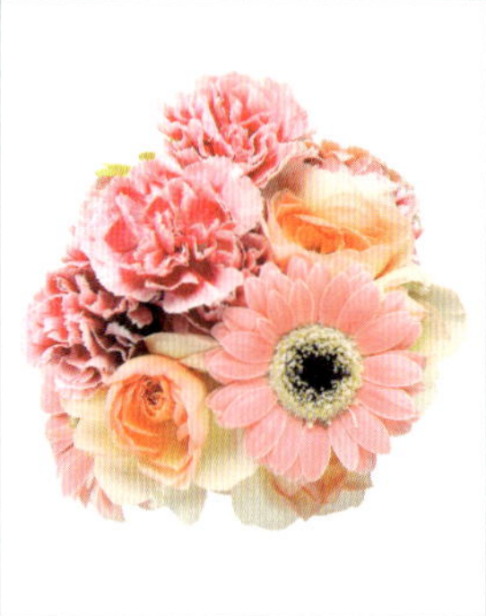

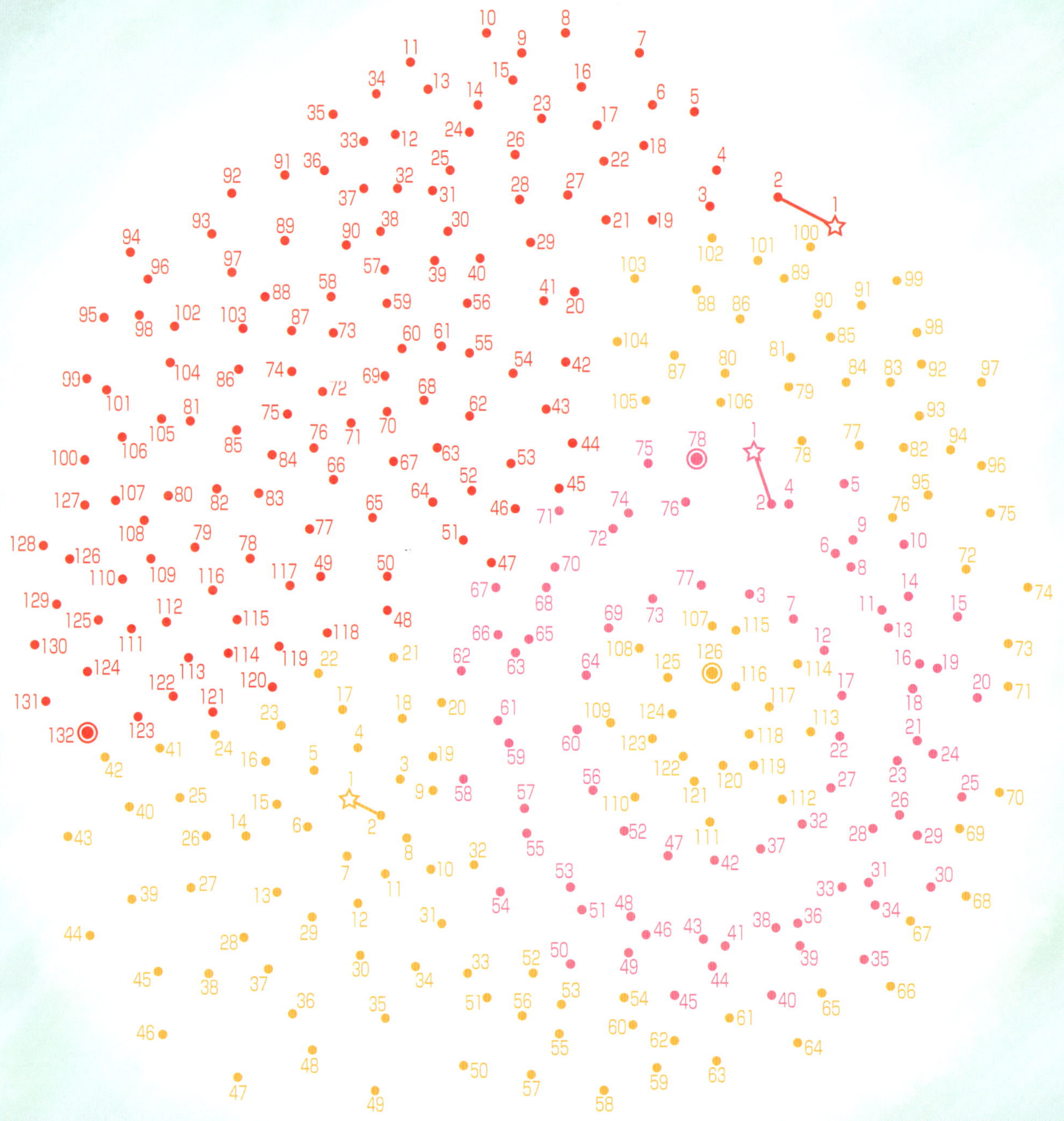

※それぞれの色を1から順に点をつないでください。

解答⇨ 89 ページ

カラー
04

パズルぬり絵「太陽の塔」

芸術家・岡本太郎の代表作で、モデルは飼っていたカラス。大阪万博のテーマ館のシンボルとして建造されました。

使う色 —— 1 2 3 4 5 6 7 8 9 10 11 12 13 14

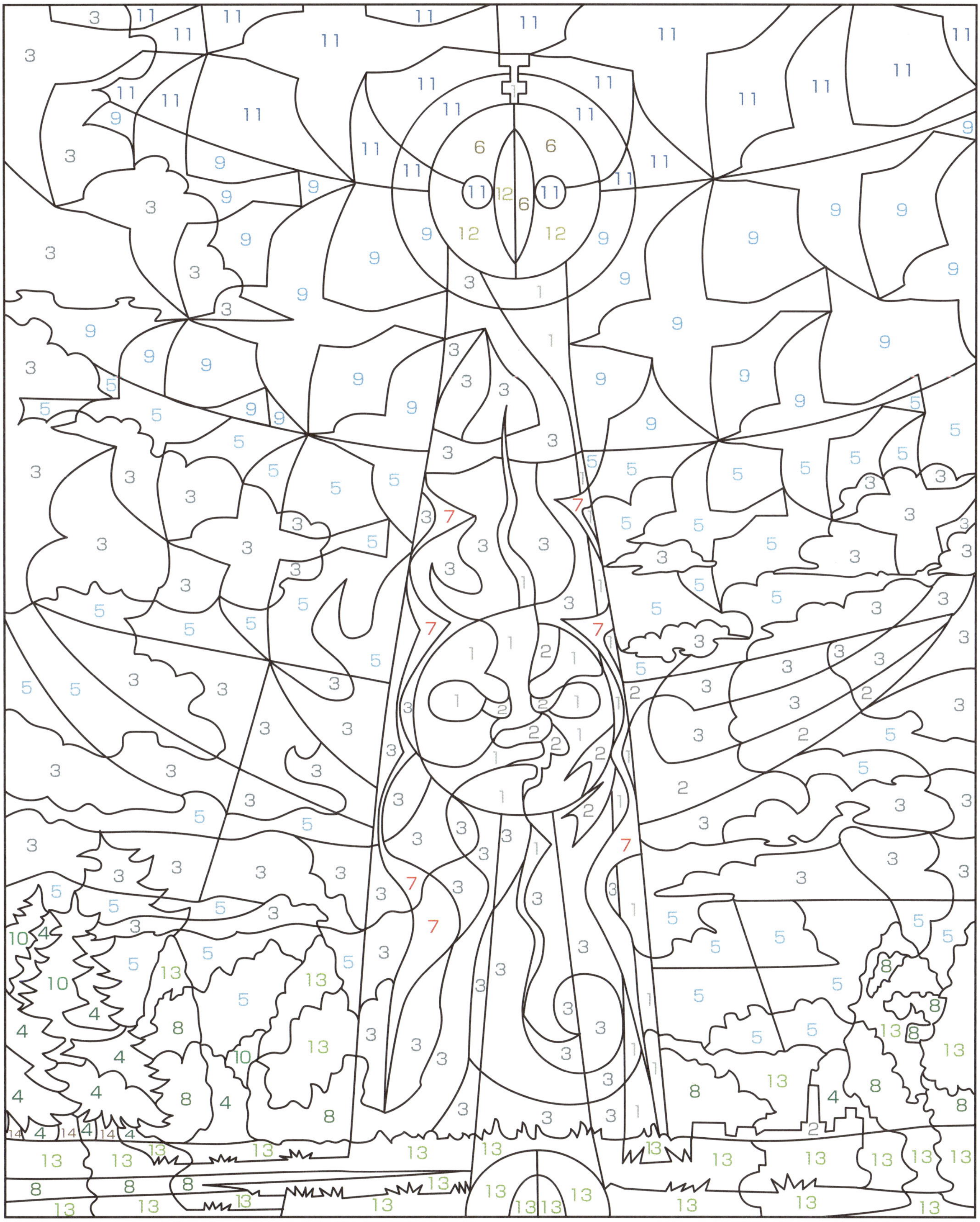

解答⇨89ページ

カラー
05
世界遺産

点つなぎ「サグラダ・ファミリア」 点の数：355

1882年にアントニオ・ガウディによって着工された未完の教会。工事の終了は2026年の予定です。

使う色 黄土色 黒 緑 ねずみ色

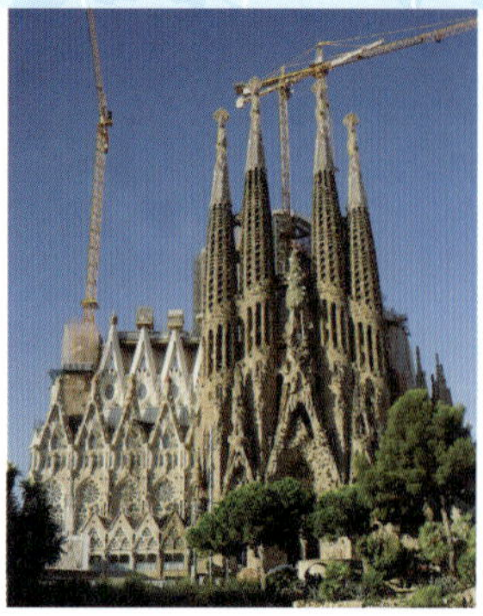

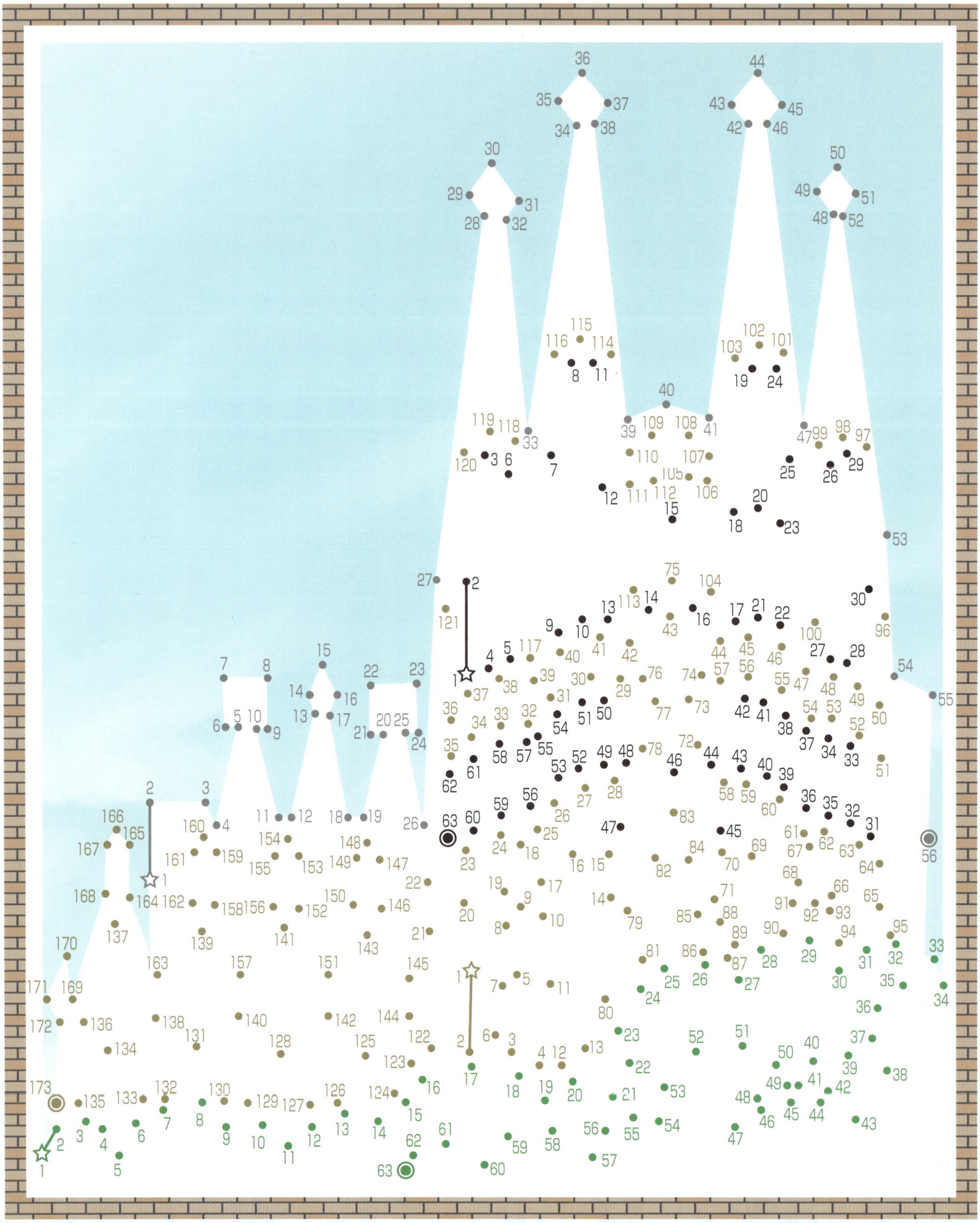

※それぞれの色を1から順に点をつないでください。

解答⇨ 89 ページ

✻本書の楽しみ方

点つなぎを中心にパズルぬり絵やまちがい探しなど、さまざまな問題を解いていきましょう。

✻ページの見方

<点つなぎとパズルぬり絵>

❶問題ナンバー

１～80までの問題ナンバー。点つなぎにはジャンルも記されています。

❷点の数

点つなぎの点の数です。完成までの時間の目安にしてください。

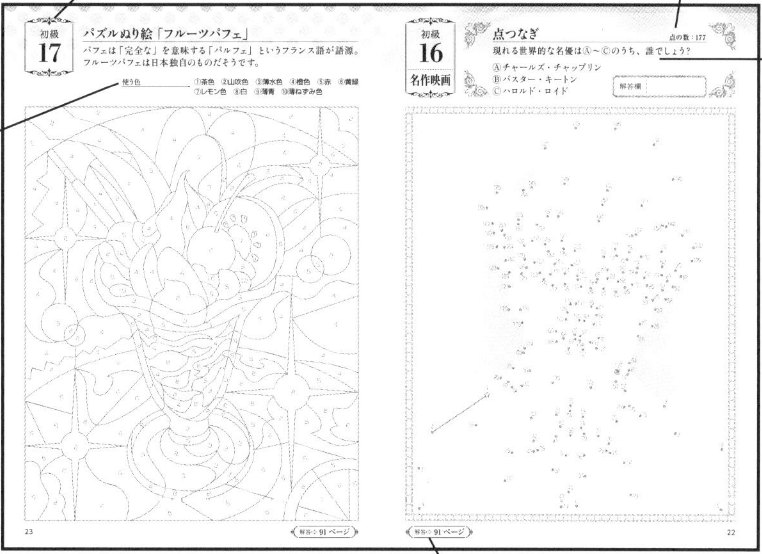

❸問題文と解答欄

問題文と解答欄が記されています。「カラー点つなぎ」と「パズルぬり絵」はその絵の豆知識が記されています。

❹使う色

「カラー点つなぎ」や「パズルぬり絵」では使用する色が指定されています。指定された色を使ってぬっていきましょう。指定の色とまったく同じでなくてもかまいません。

❺解答ページ

その問題に該当する解答ページが記されています。解答はカラーになっているので、着色するときの参考にしましょう。

✻点つなぎのルール

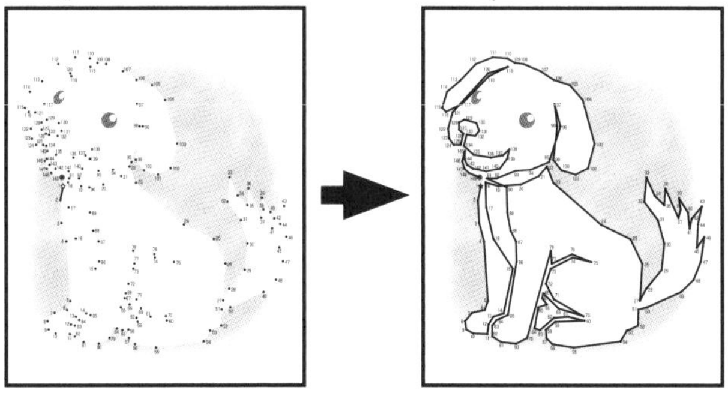

❶数字の１の点（☆）から順番に２、３、４……と１本の線でつないで、最後の点（◉）までつなぐと完成です。つなぐ際には「定規」を使いましょう。

❷問題文にしたがって、解答欄に答えを記入してください。

❸巻末の解答ページを参考にして、色をぬってみましょう。

●まちがい探し＆おなじ物探し

問題文にしたがって、該当する答えのアルファベットを記入しましょう。

●まちがいピース

例示されたパズルに合わないピースを探し出して、該当する答えを記入してください。

●くじびき迷路

迷路をなぞり、問題に合う答えのアルファベットを解答してください。

●迷路

スタートからゴールに至る道すじを黒くぬりつぶすと答えとなる絵が浮かびます。

●スペシャルパズル

それぞれ特別な設問が用意されています。よく問題文を読んで解答しましょう。

用意するもの

●定規　●えんぴつ or ペン

●色えんぴつ（36色）

※36色にない色がある場合はなるべく近い色を使用してください。例）薄水色⇒水色を薄くぬる etc

もくじ CONTENTS

＜さまざまな問題で飽きずに楽しめる！＞

点つなぎは「動植物」「世界遺産」「名作映画」「日本の歴史＆風景」「日本＆世界の芸術」の全５ジャンル！

初級編

全15問

慣れていない人でも楽しめます。
まずは初級編で点つなぎとパズルに親しみましょう。

初級
06
動植物

点つなぎ

点の数：153

浮かびあがる植物は次のうちどれでしょう？

Ⓐサクラ
Ⓑスギ
Ⓒマツ

解答欄

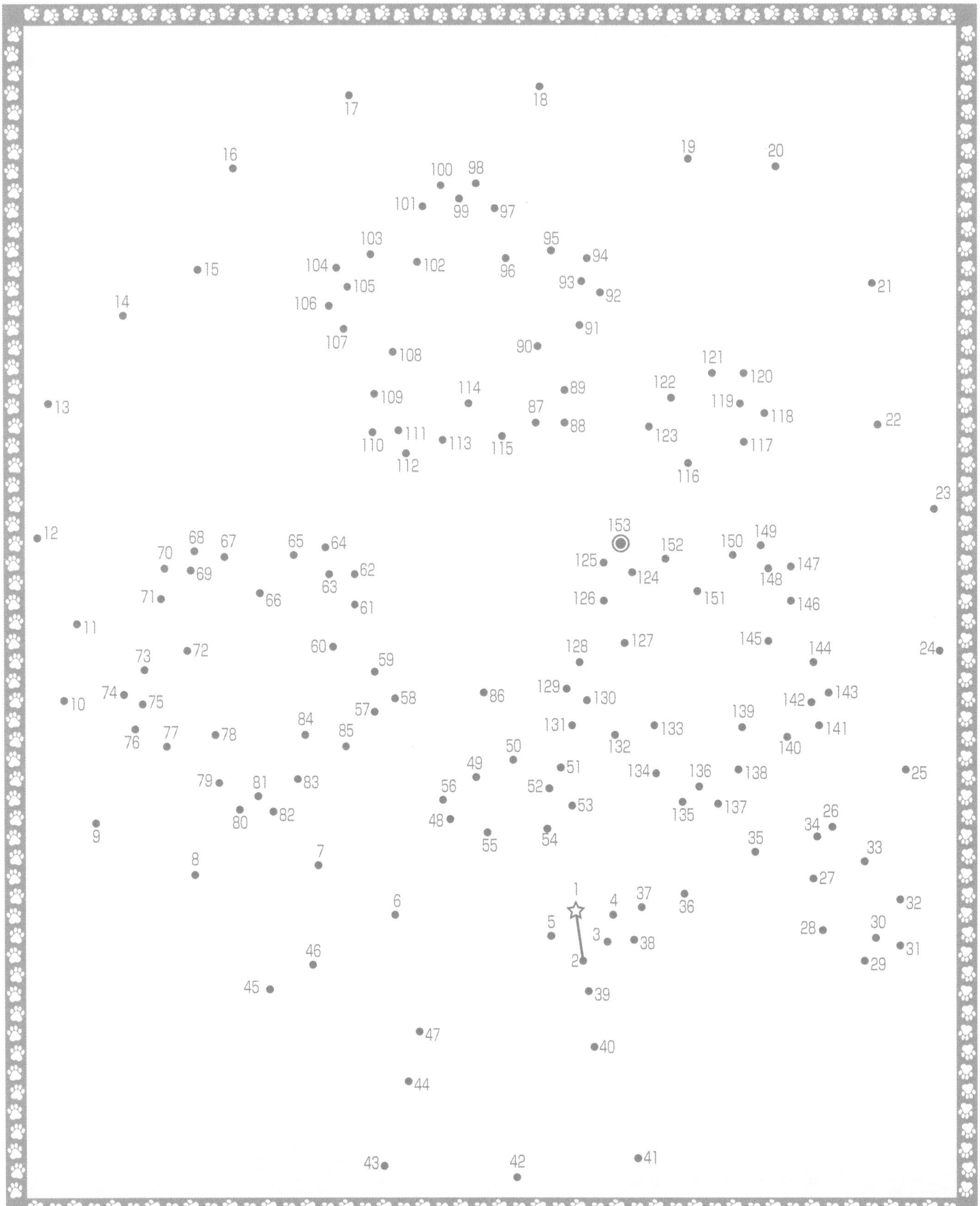

解答⇨ 90 ページ

初級
07

パズルぬり絵「チューリップ」

花言葉は「博愛」や「思いやり」。原産地はトルコで、日本では富山県や新潟県での栽培が有名です。

使う色 ①赤　②薄紅色　③薄水色　④緑　⑤水色　⑥白　⑦薄青

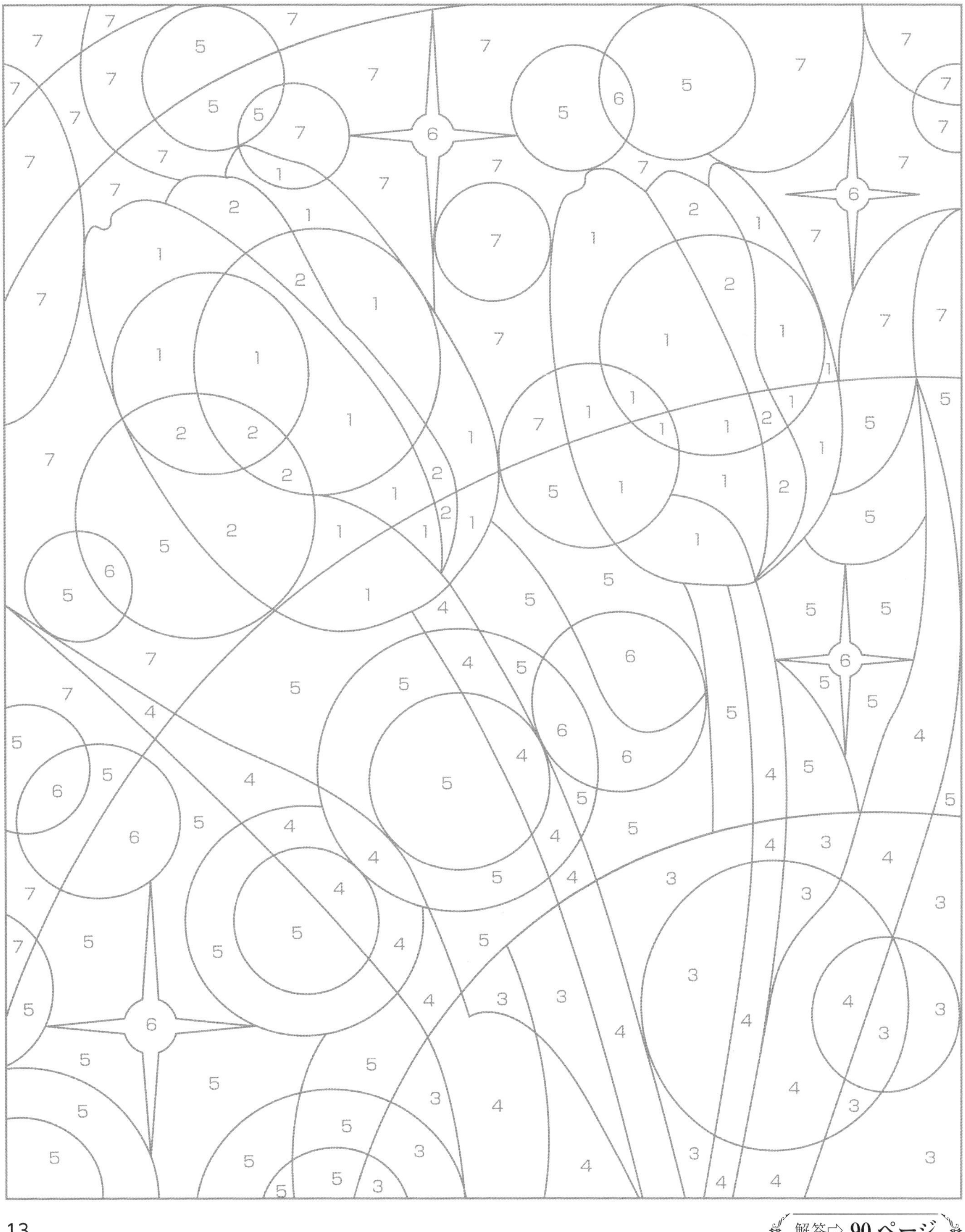

解答⇨ 90 ページ

点つなぎ

点の数：149

現れる花をⒶ～Ⓒから選んでください。

Ⓐヒマワリ
Ⓑタンポポ
Ⓒアサガオ

解答欄

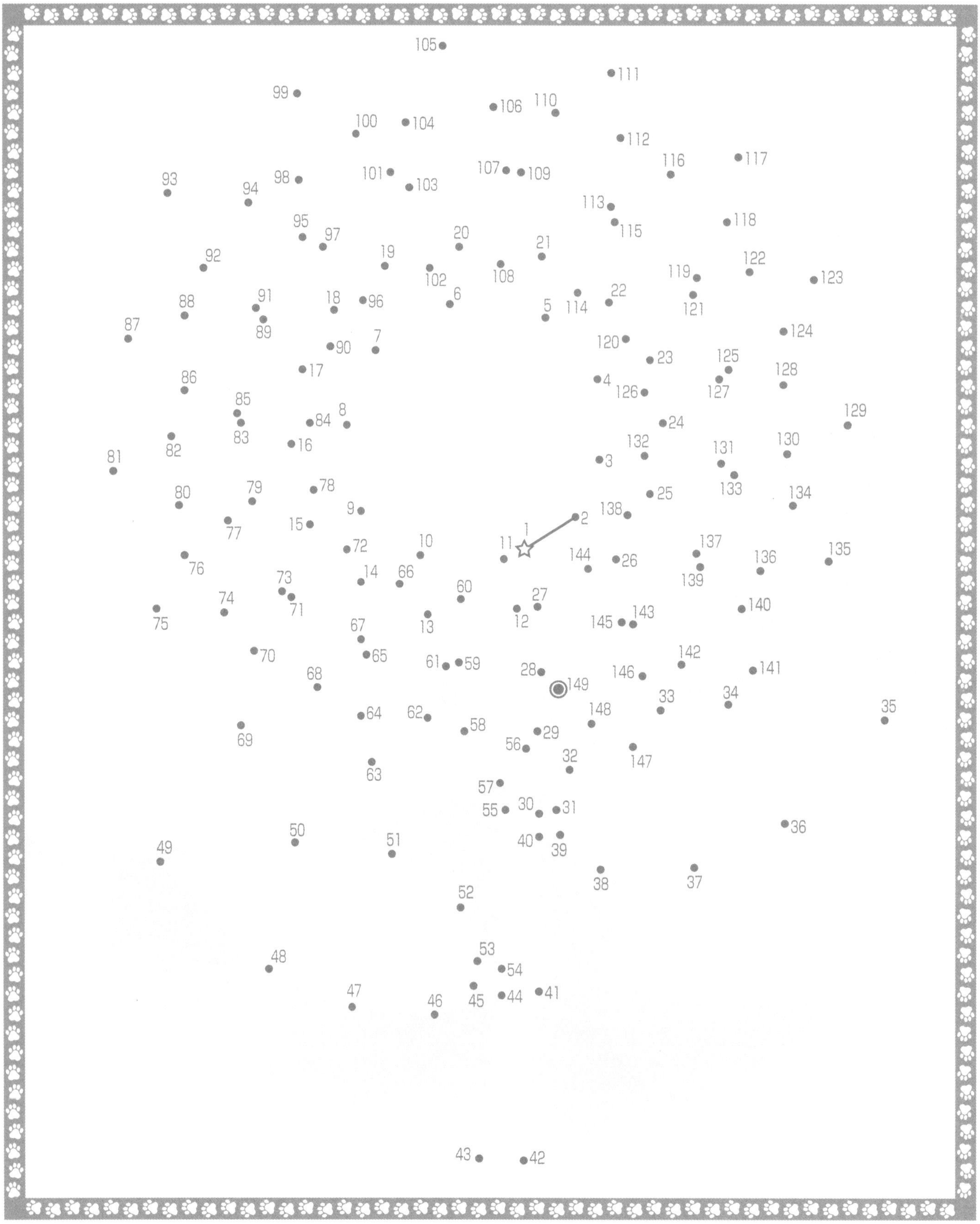

解答⇨ 90 ページ

初級
09

くじびき迷路「つぼみ」

つぼみがたくさんついている花はどれでしょう？　A～Dから選んで答えてください。

解答欄	

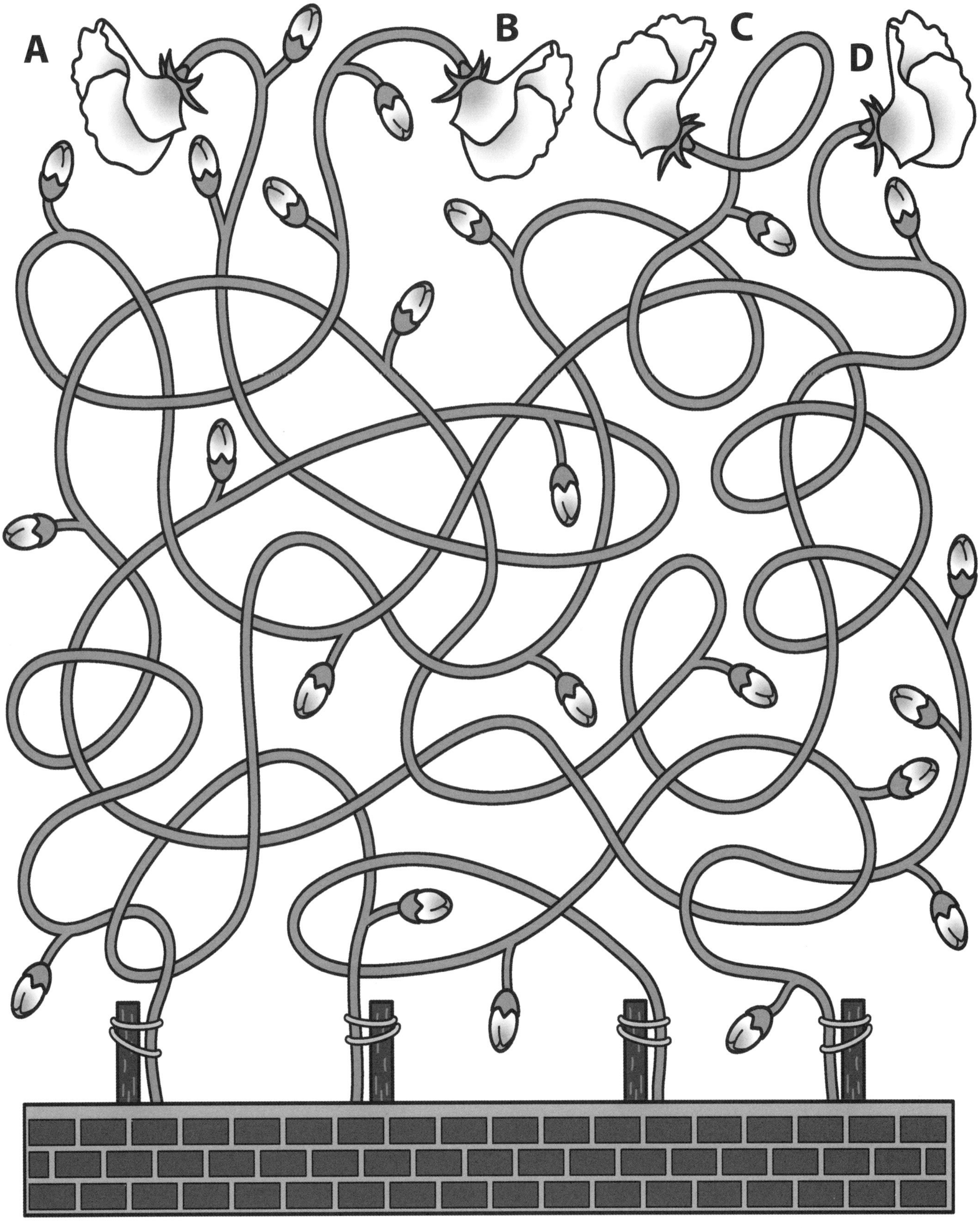

解答⇨ 90 ページ

初級
10
動植物

点つなぎ

点の数：137

現れた動物をⒶ～Ⓒから答えてください。

Ⓐオオカミ
Ⓑシマウマ
Ⓒネコ

解答欄

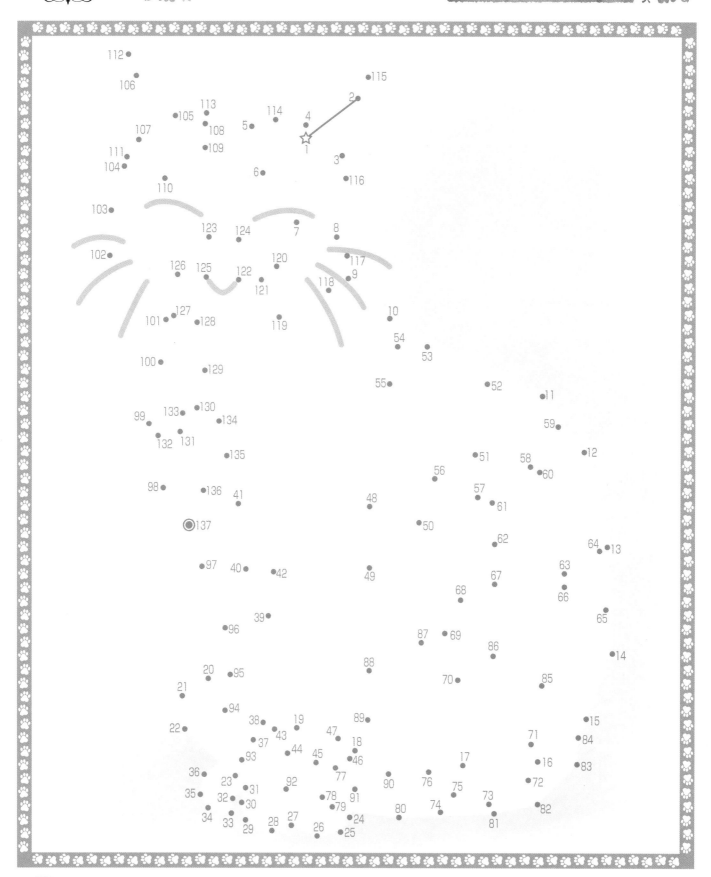

解答⇨ 90 ページ

初級
11

迷路「海の生き物」

スタートからゴールまで正しいルートをぬりつぶすと絵が浮かびあがります。Ⓐ～Ⓒのうちどれでしょう？

Ⓐイルカ　Ⓑサメ　Ⓒクジラ

解答欄

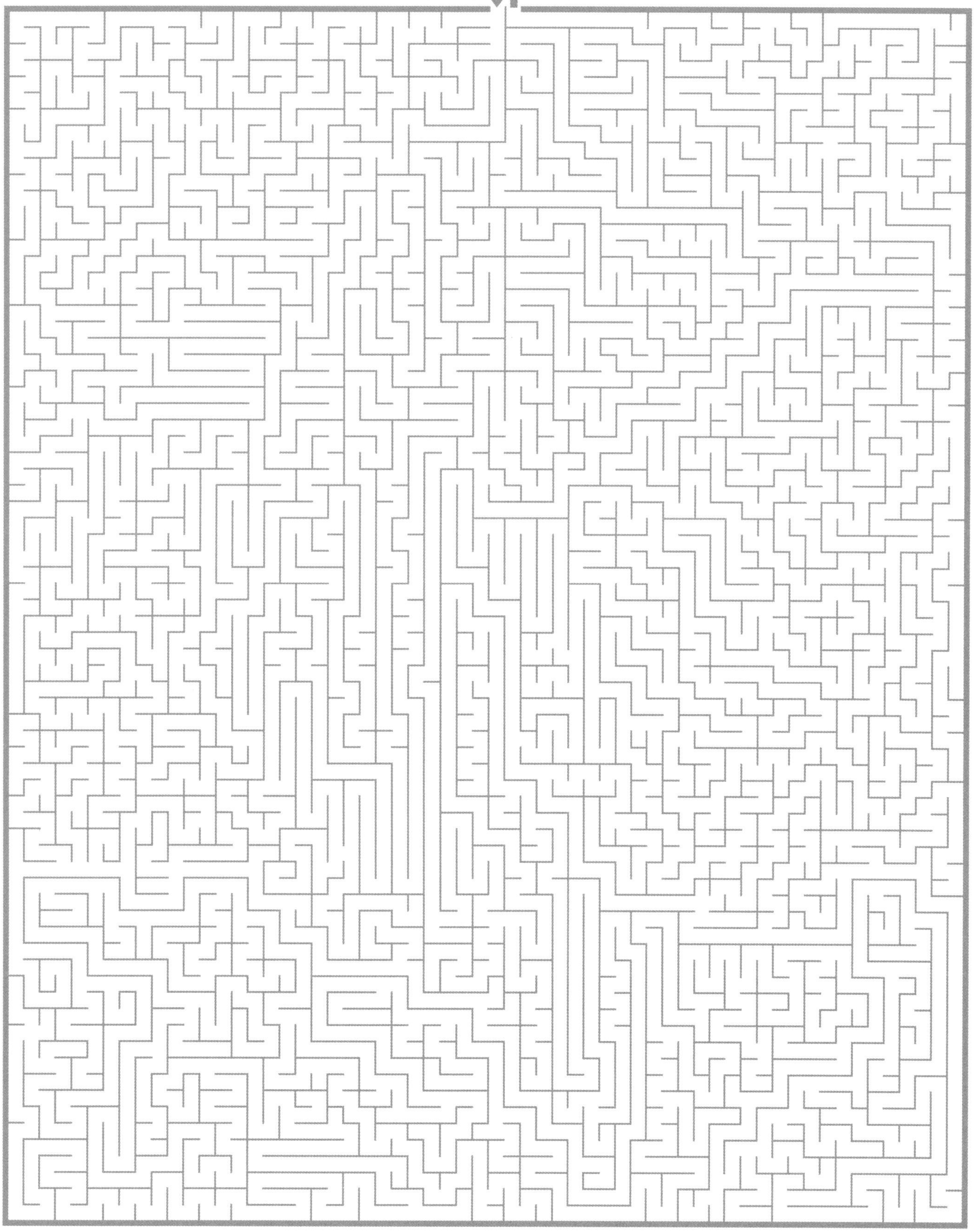

解答⇨ 90 ページ

初級
12
動植物

点つなぎ

点の数：149

Ⓐ～Ⓒのうち、どの動物が現れるでしょう？

Ⓐキツネ
Ⓑタヌキ
Ⓒイヌ

解答欄

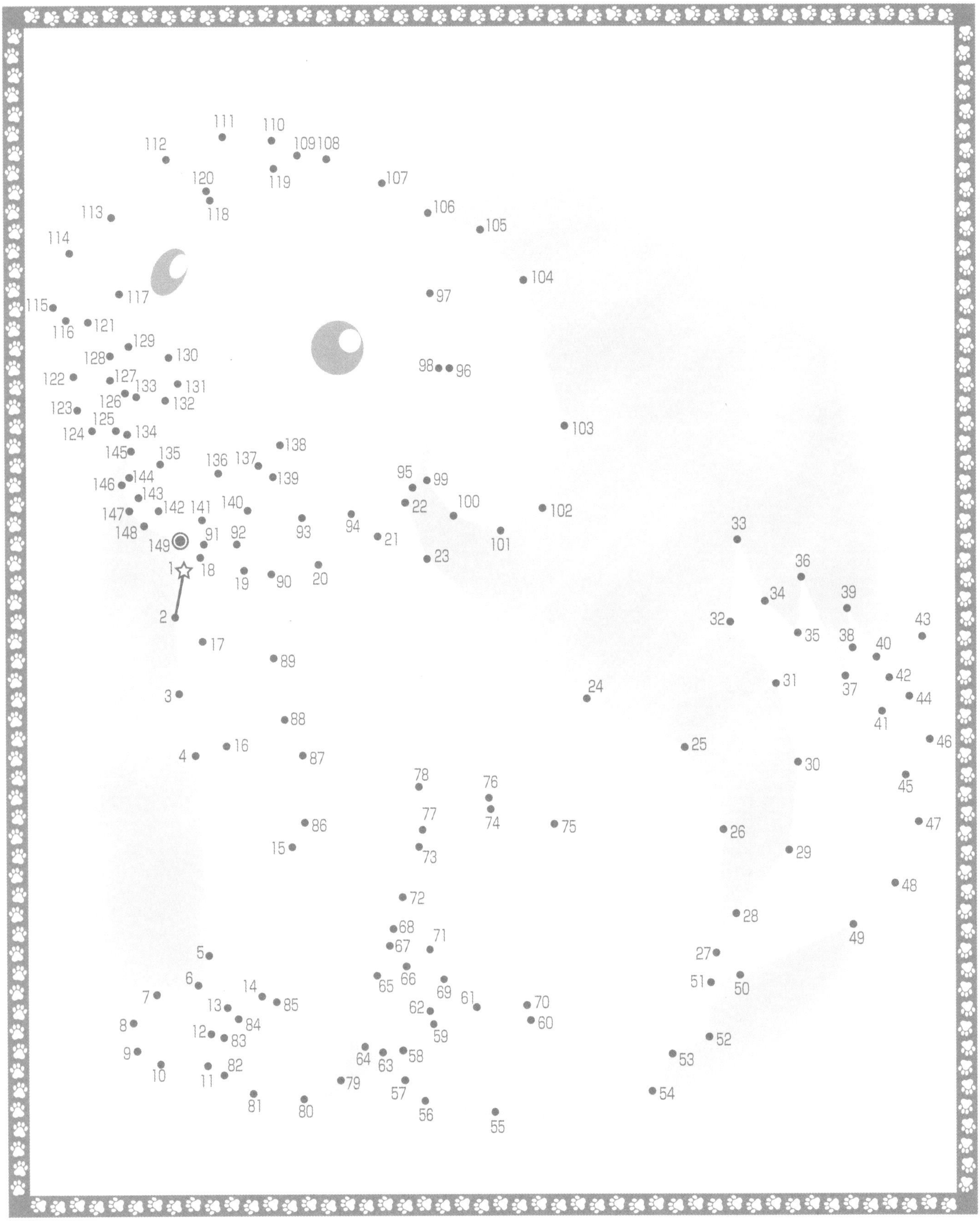

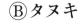

解答⇨ 90 ページ

初級

13

パズルぬり絵「ピエロ」

奇抜な格好や行動で人々を楽しませます。道化師は世界中に存在し、歌舞伎にも道化方と呼ばれる役どころがあります。

使う色　①赤　②黄緑　③橙色　④レモン色　⑤薄青　⑥黄色　⑦緑　⑧白

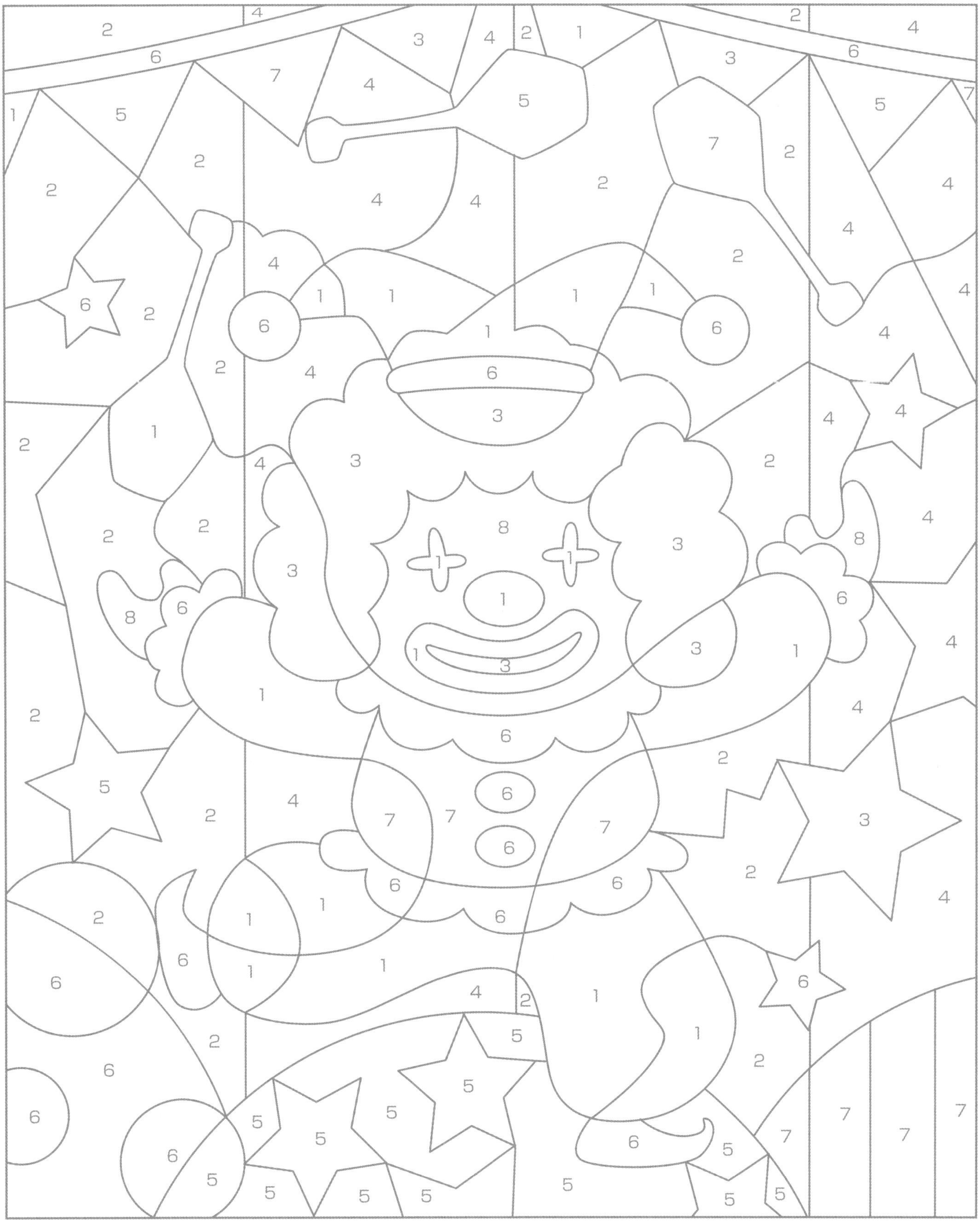

解答⇨ 90 ページ

初級

14

世界遺産

点つなぎ

点の数：164

浮かびあがる世界遺産は次のうちどれでしょう？

Ⓐエアーズロック
Ⓑオペラハウス
Ⓒブルーマウンテンズ

解答欄

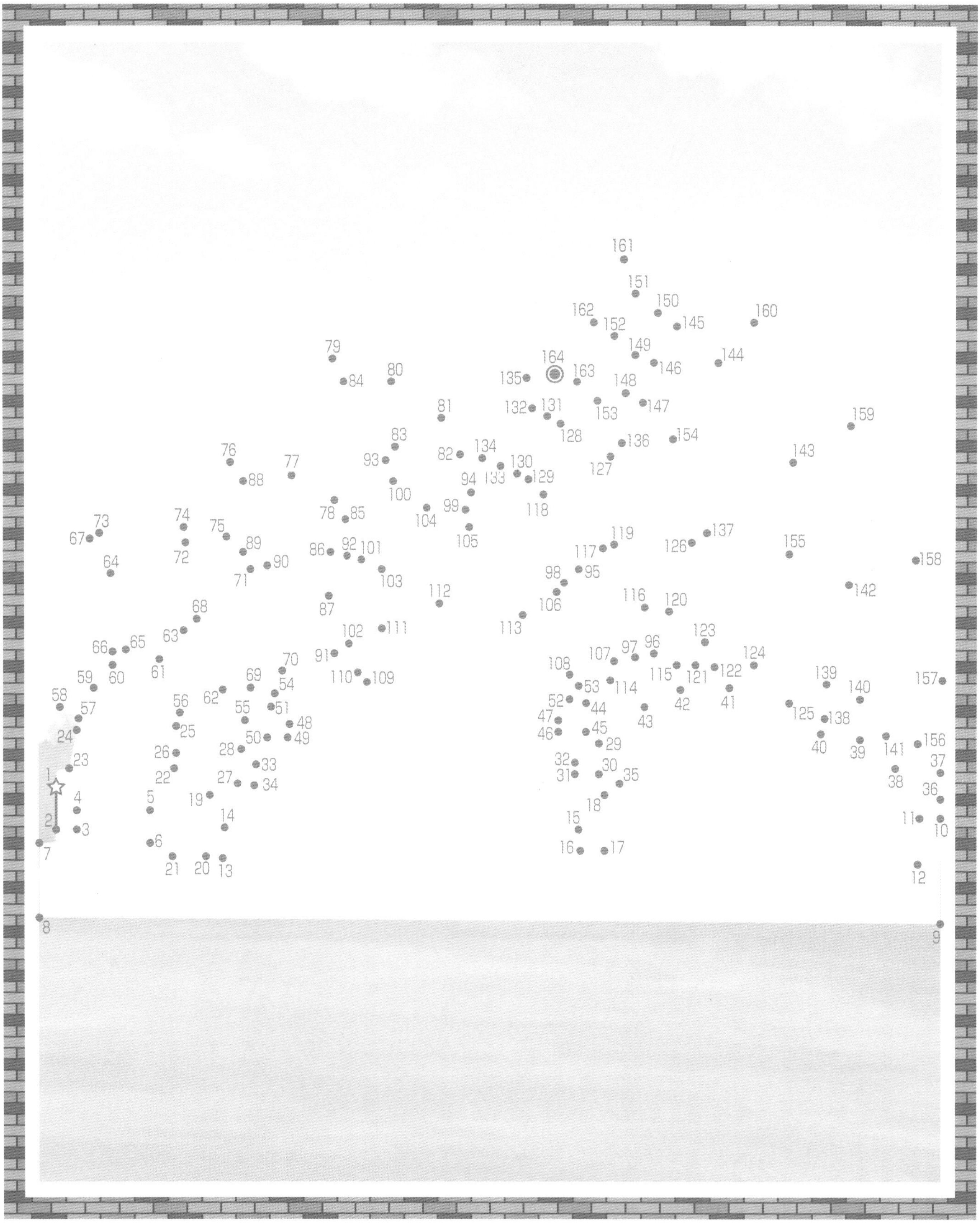

解答⇨ 90 ページ

初級
15

まちがい探し「ギター教室」

上と下の絵で異なる箇所が7個あります。エリア表A～Hの中で、まちがいのないエリアを見つけてください。

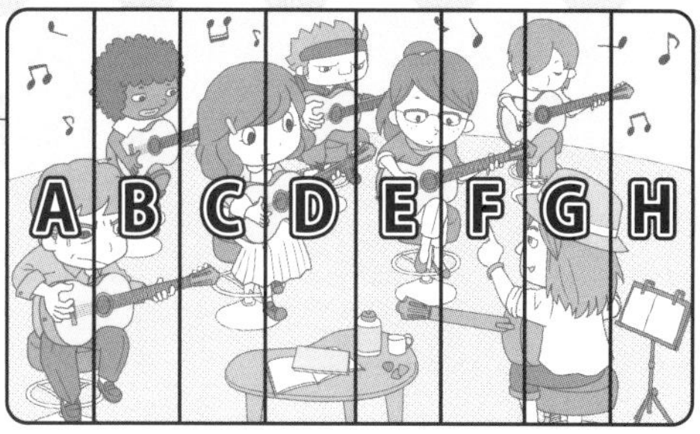

解答欄

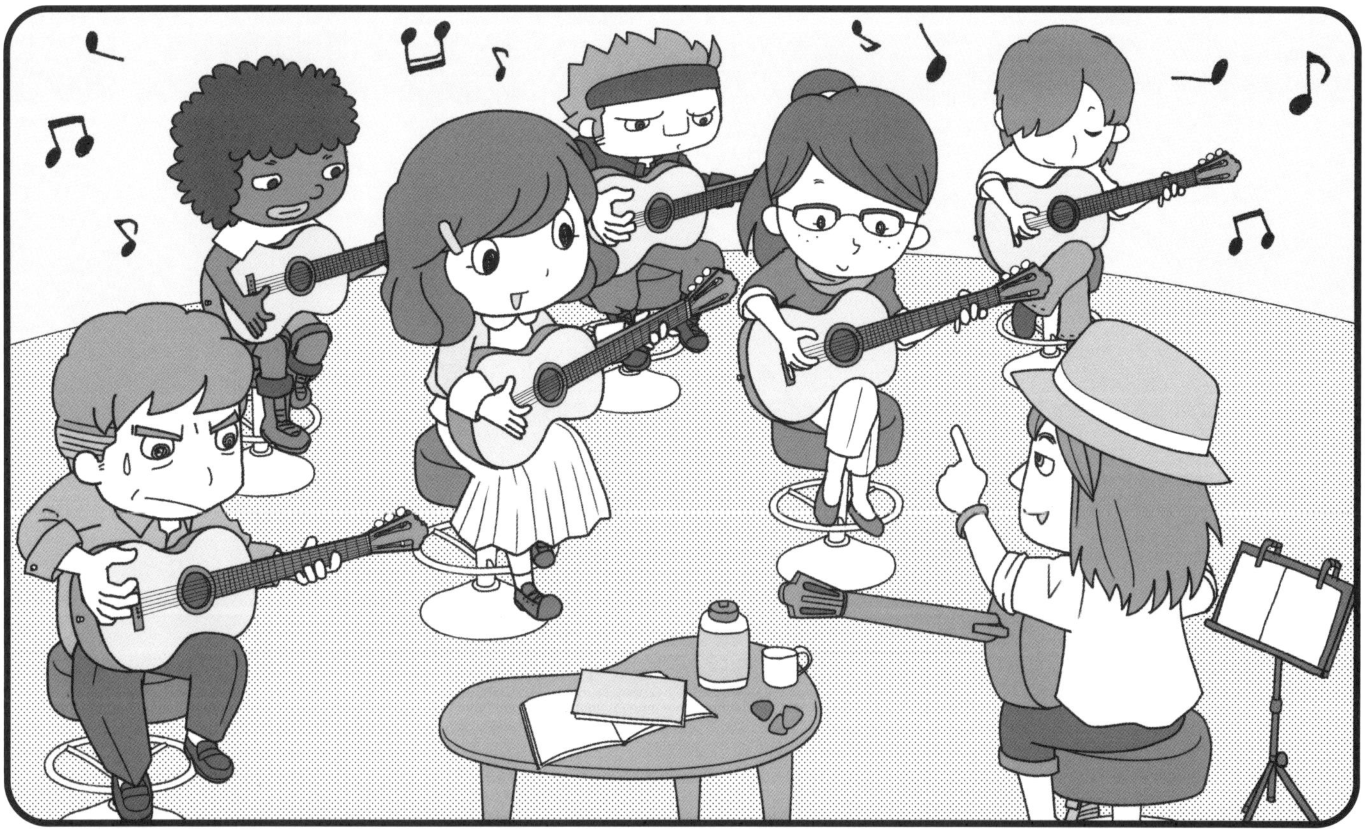

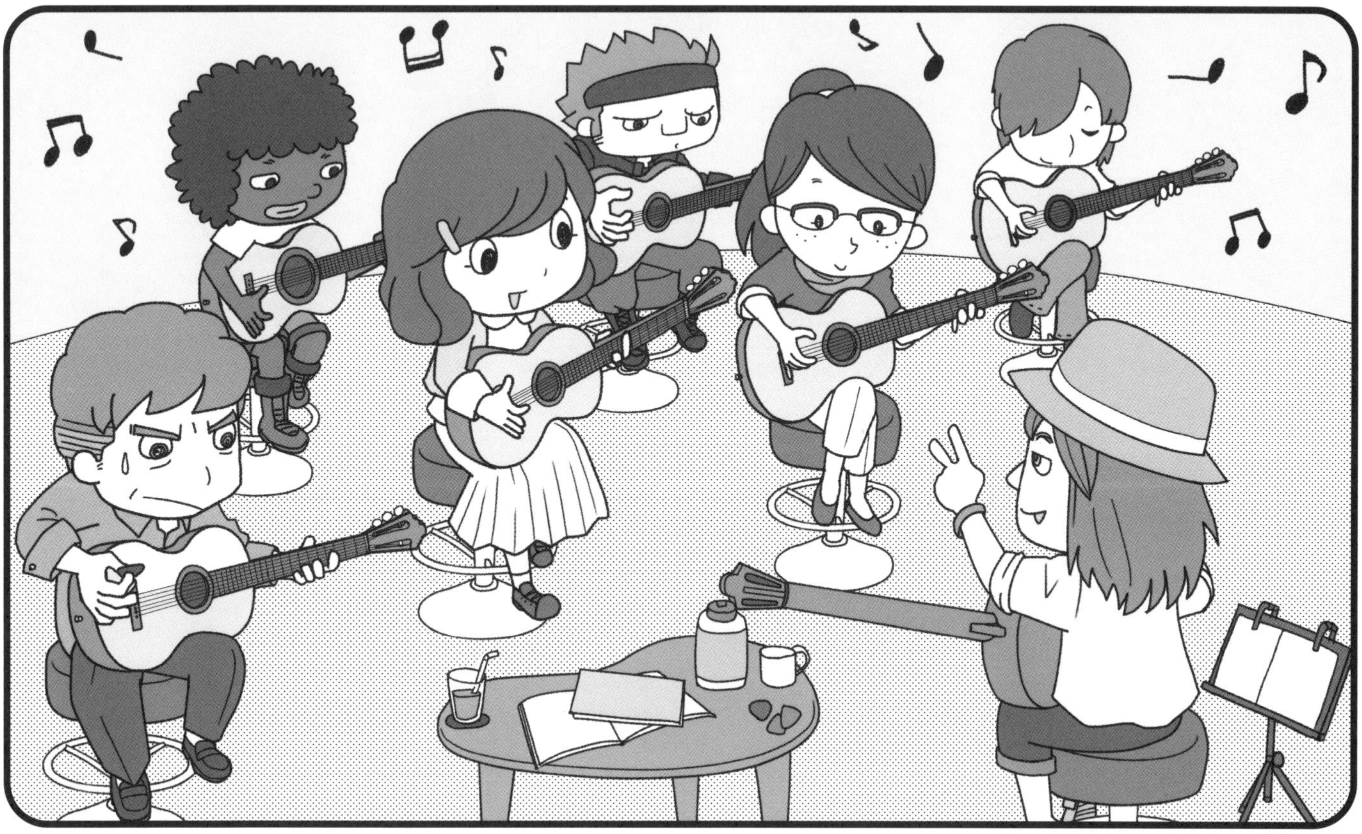

解答⇨ 90 ページ

初級
16
名作映画

点つなぎ

点の数：177

現れる世界的な名優はⒶ～Ⓒのうち、誰でしょう？

Ⓐチャールズ・チャップリン
Ⓑバスター・キートン
Ⓒハロルド・ロイド

解答欄

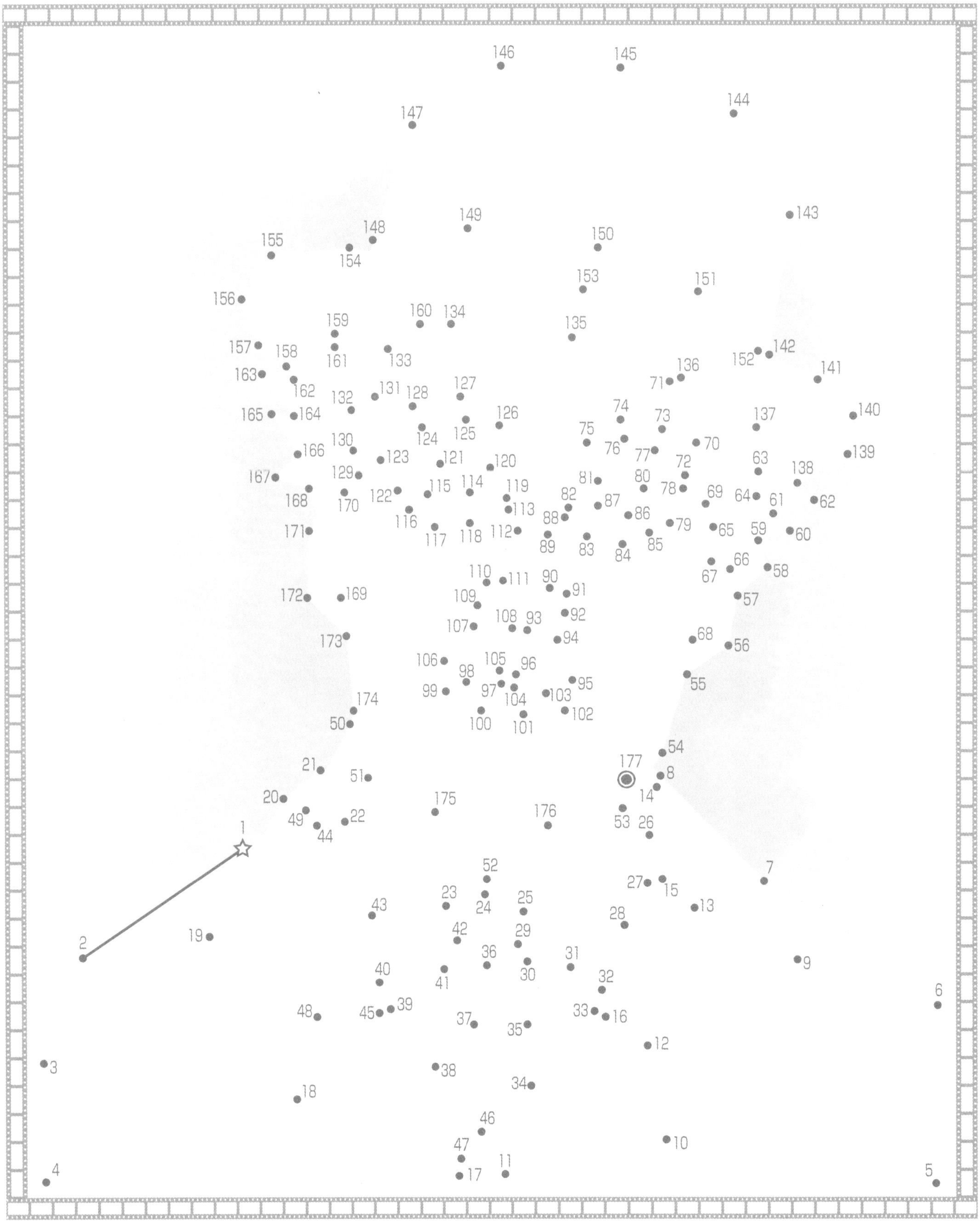

解答⇨ 91 ページ

初級 17

パズルぬり絵「フルーツパフェ」

パフェは「完全な」を意味する「パルフェ」というフランス語が語源。フルーツパフェは日本独自のものだそうです。

使う色　①茶色　②山吹色　③薄水色　④橙色　⑤赤　⑥黄緑　⑦レモン色　⑧白　⑨薄青　⑩薄ねずみ色

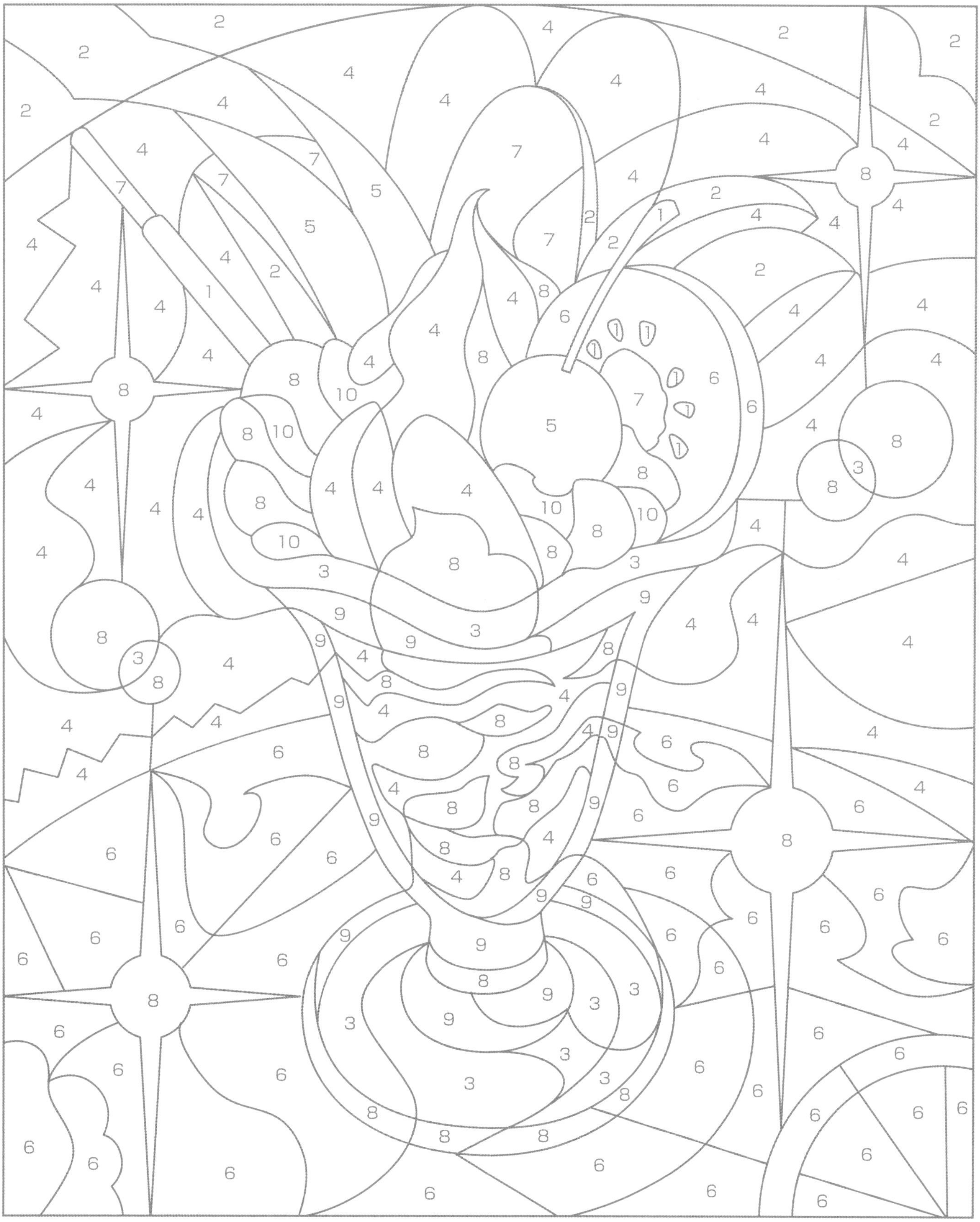

解答⇨ 91 ページ

初級
18
動植物

点つなぎ

点の数：171

Ⓐ～Ⓒのうち、どの動物が現れるでしょう？

Ⓐゾウ
Ⓑウサギ
Ⓒキリン

解答欄

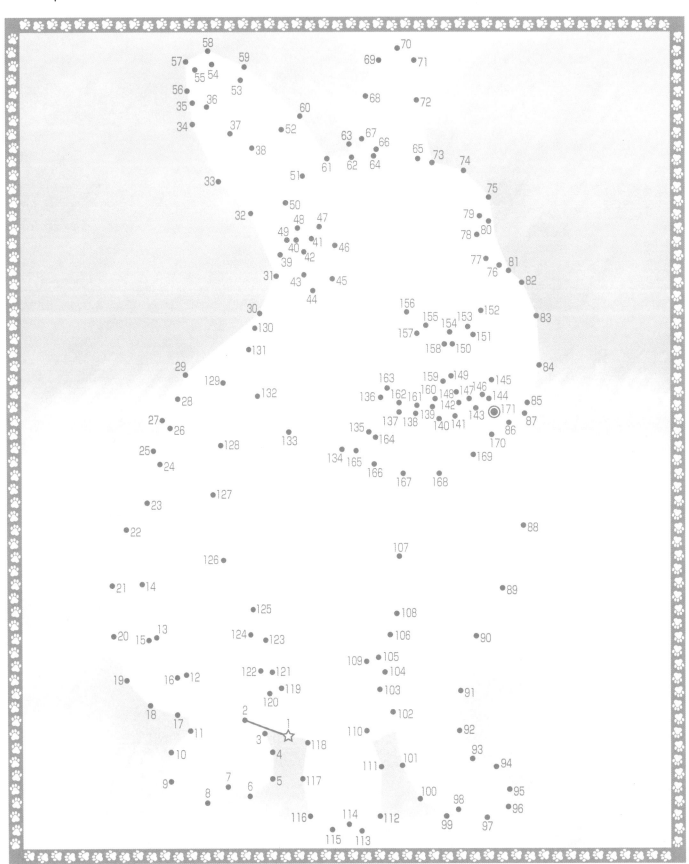

解答⇨ 91 ページ

初級
19

おなじ物探し「昆虫」

下の例とまったくおなじ組み合わせの絵を、Ⓐ～Ⓘの中から選んで答えてください。

例

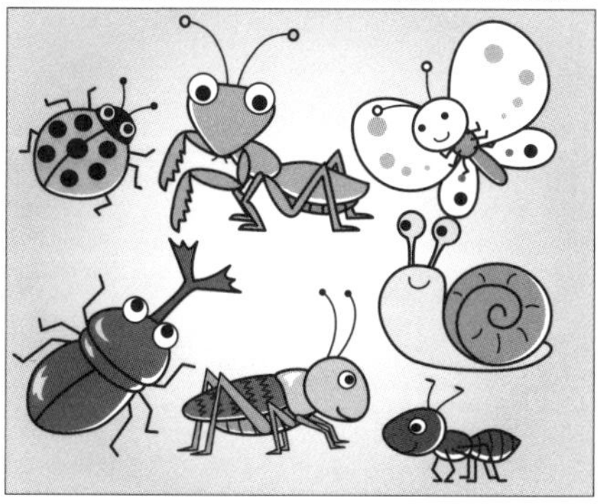

解答欄

Ⓐ

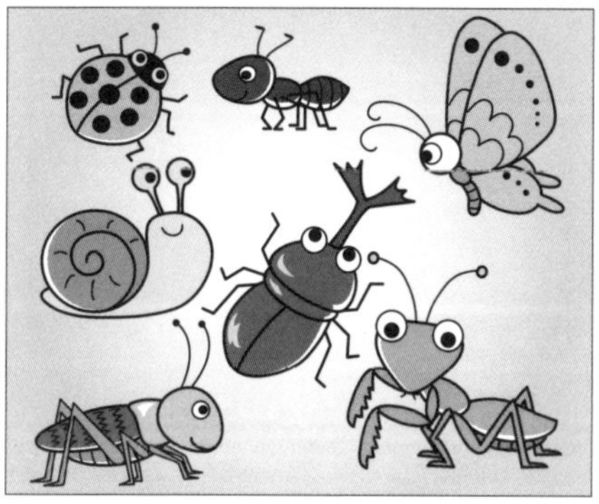

Ⓑ

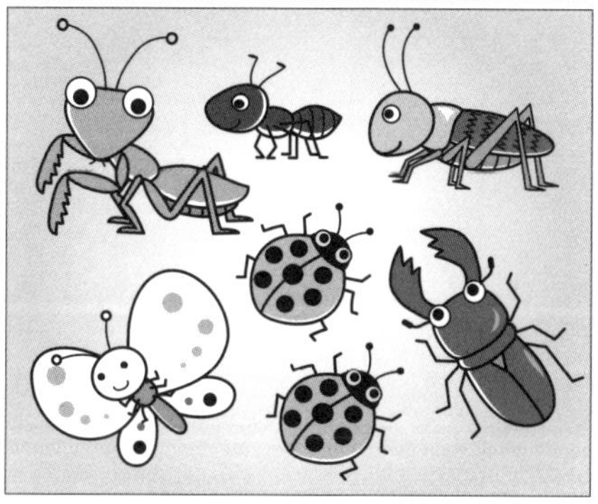

Ⓒ

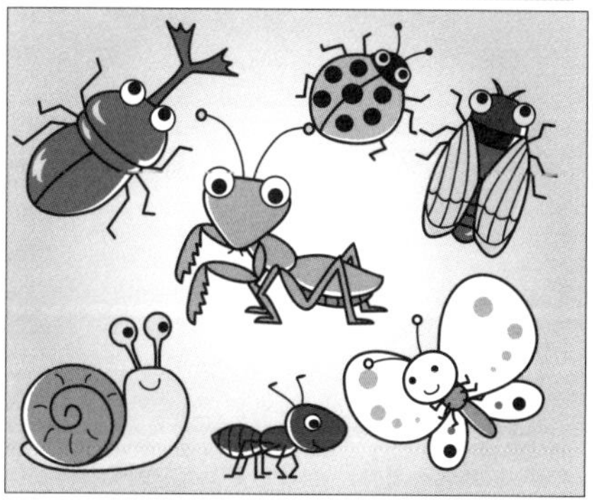

Ⓓ

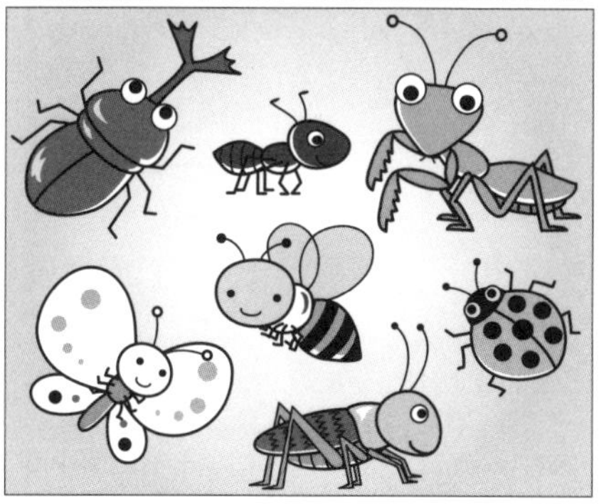

Ⓔ

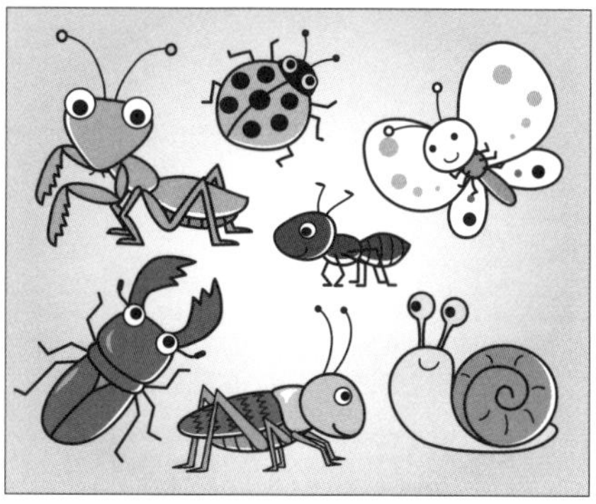

Ⓕ

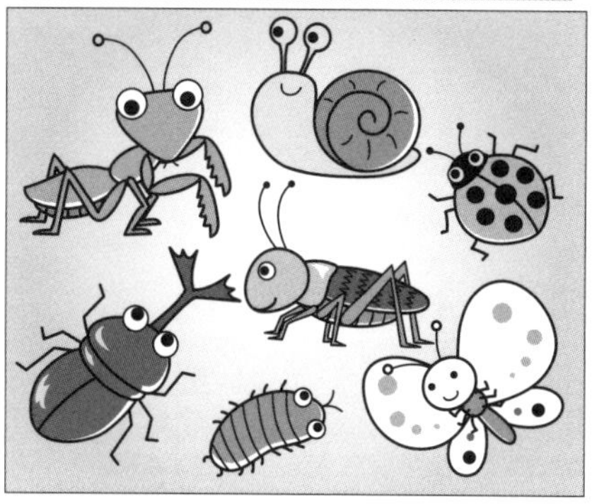

Ⓖ

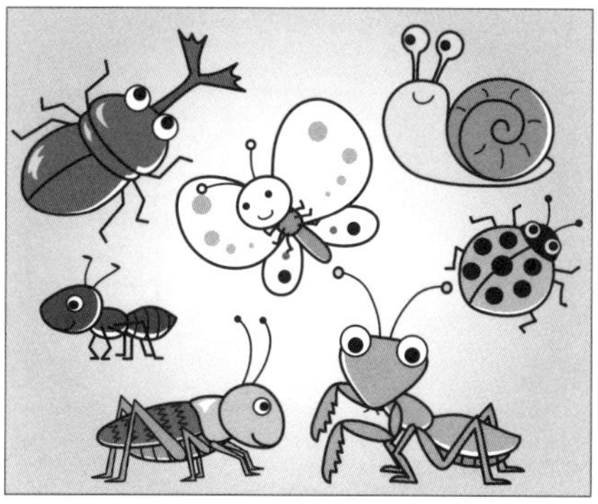

Ⓗ

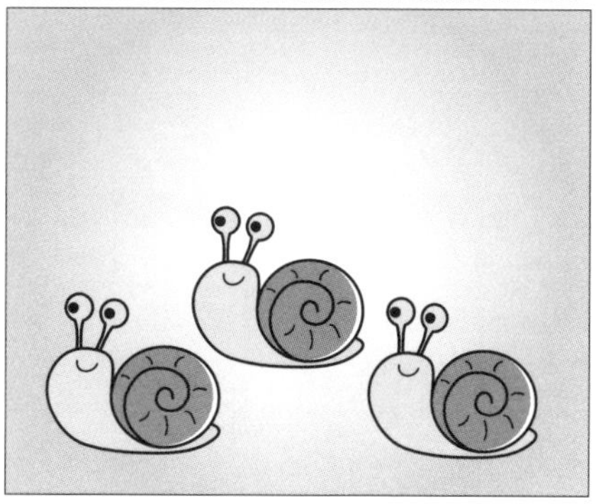

Ⓘ

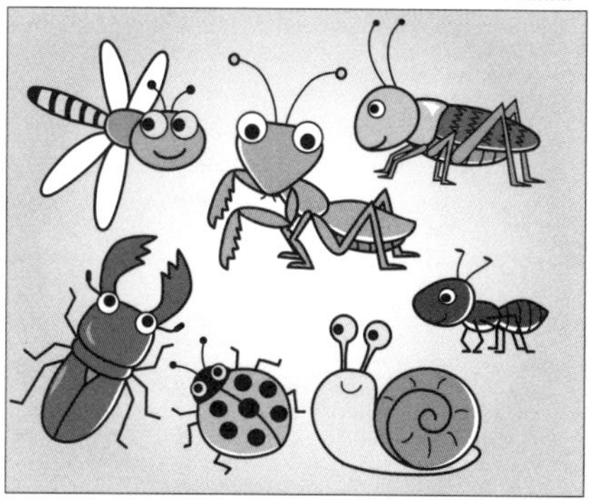

解答⇨ 91 ページ

初級
20

スペシャルパズル「二文字クロス」

4個の二字熟語が完成するように、1から16のマス目の真ん中にリストの漢字を当てはめてください。次にリスト内の余った4個の漢字を使って四字熟語を作りましょう。

解答欄

リスト

落	大	断	油	乱	文	快
一	件	着	刀	得	両	言
麻	武	道	敵	語	挙	

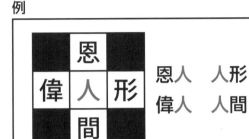

例

	恩	
偉	人	形
	間	

恩人　人形
偉人　人間

1	枚	
選		手
	動	

2	見	
習		策
	票	

3	段	
奈		涙
	度	

4	弓	
畑		徳
	筋	

5	恋	
注		句
	具	

6	横	
古		想
	席	

7	反	
混		舞
	雑	

8	灯	
髪		脂
	菜	

9	演	
練		術
	装	

10	寛	
偉		粒
	胆	

11	亜	
胡		糸
	雀	

12	伝	
発		及
	葉	

13	宿	
強		視
	意	

14	条	
案		名
	数	

15	痛	
明		活
	晴	

16	単	
熟		呂
	彙	

解答⇨ 91 ページ

中級編

全31問

次第に難易度が高くなります。
無理せず集中力が続く分だけ進めましょう。

中級
21
世界遺産

点つなぎ

点の数：228

現れた建造物は次のうちどれでしょう？

Ⓐヴェルサイユ宮殿
Ⓑギョベクリテペ
Ⓒパルテノン神殿

解答欄

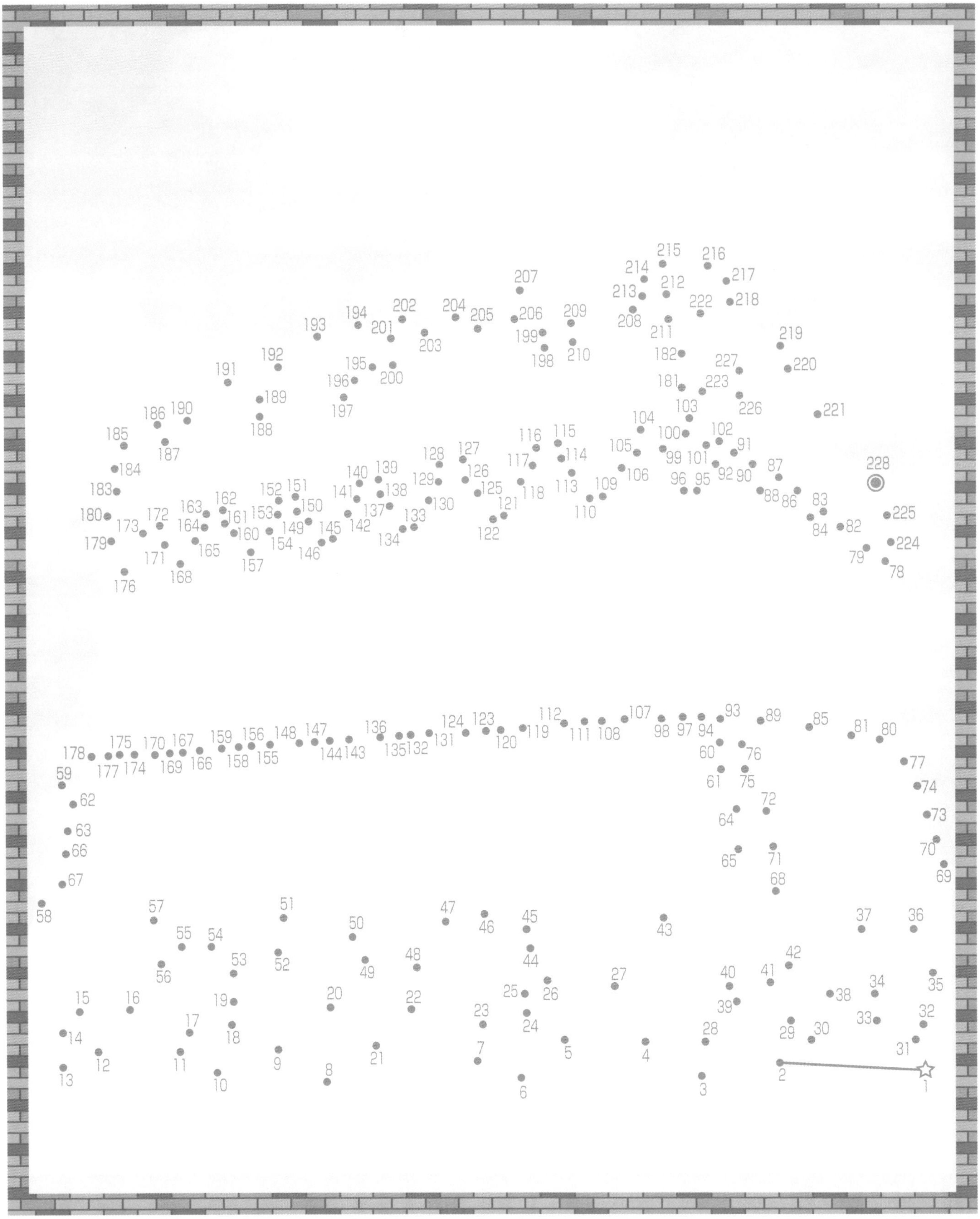

解答⇨ 91 ページ

中級
22

まちがい探し「海のごみ拾い」

上と下の絵で異なる箇所が7個あります。エリア表A〜Hの中で、まちがいのないエリアを見つけてください。

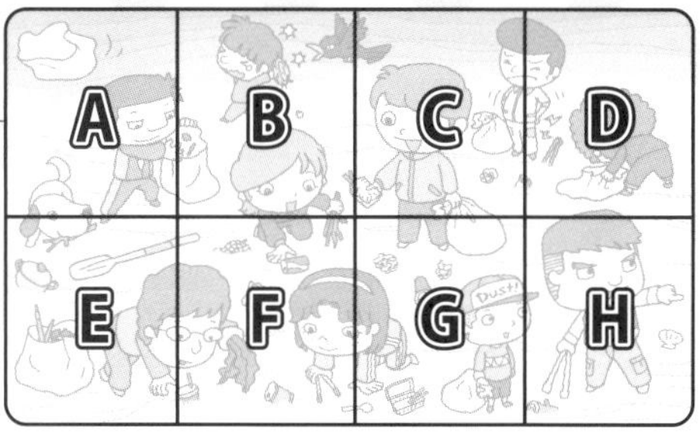

解答欄

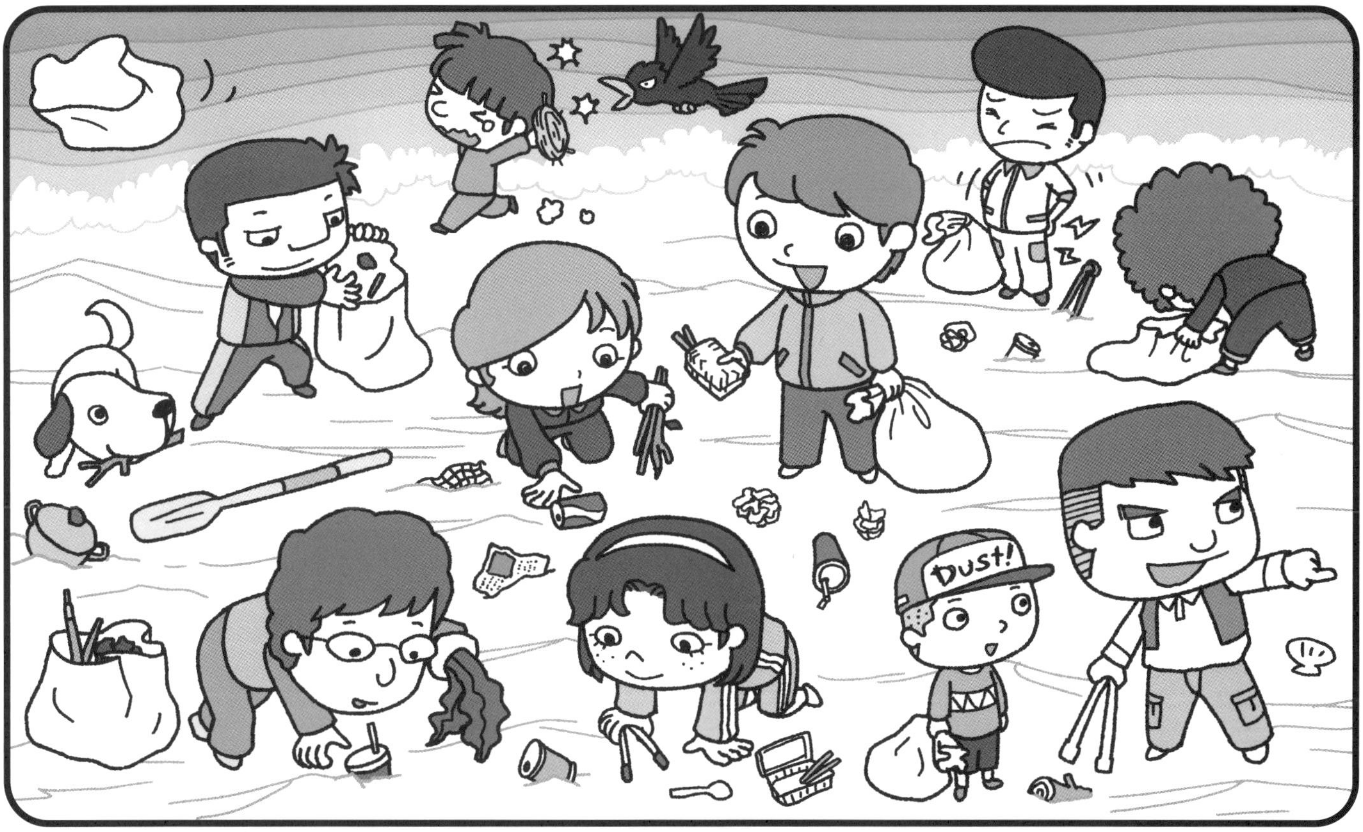

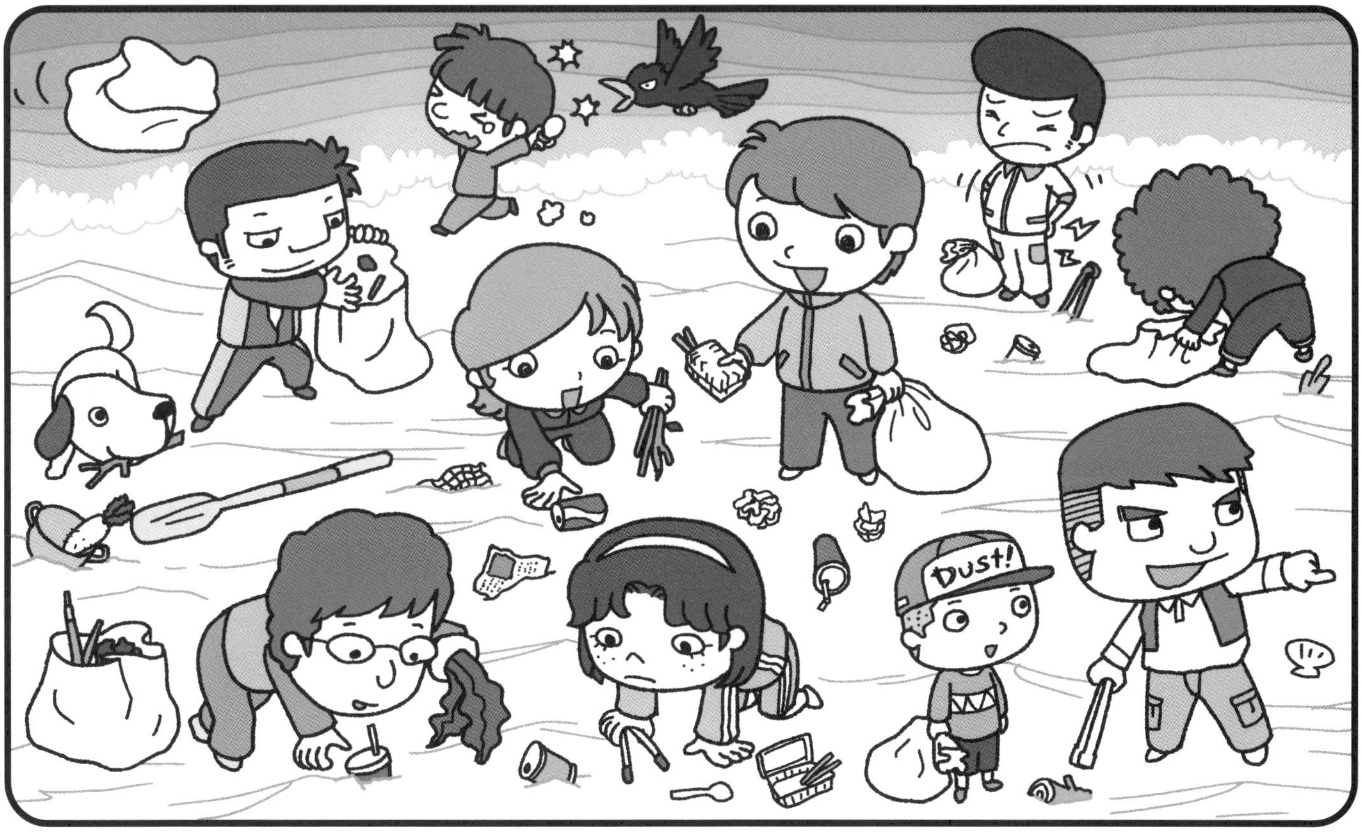

解答⇨ 91 ページ

中級
23
日本&
世界の芸術

点つなぎ

点の数：210

Ⓐ～Ⓒの中から、現れた彫刻を答えてください。

Ⓐサモトラケのニケ
Ⓑカピトリーノのウェヌス
Ⓒミロのヴィーナス

解答欄

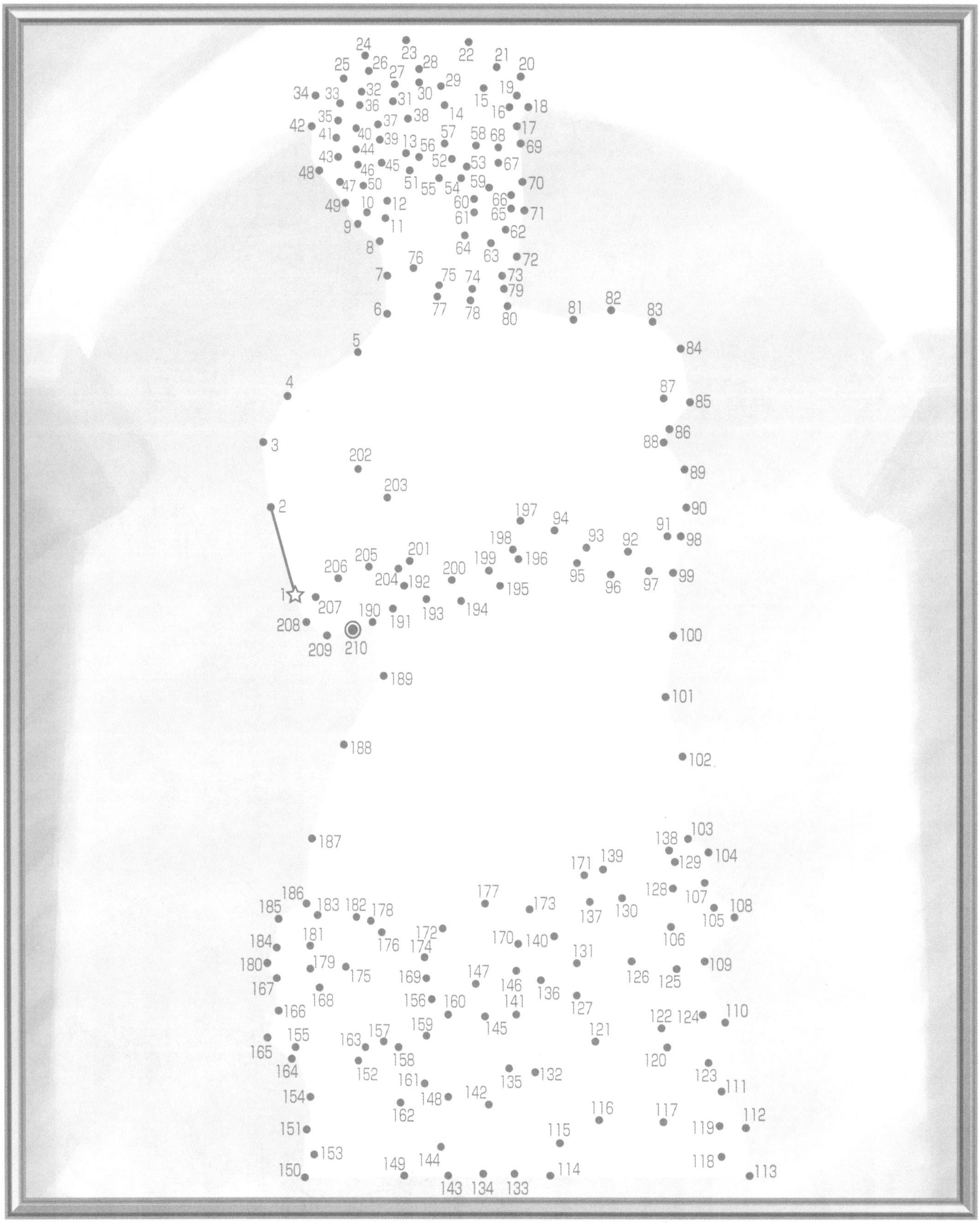

解答⇨ 91 ページ

中級
24

迷路「エジプト」

スタートからゴールまで正しいルートをぬりつぶすと絵が浮かびあがります。Ⓐ～Ⓒのうちどれでしょう？

Ⓐラクダ　Ⓑスフィンクス　Ⓒピラミッド

解答欄

スタート　ゴール

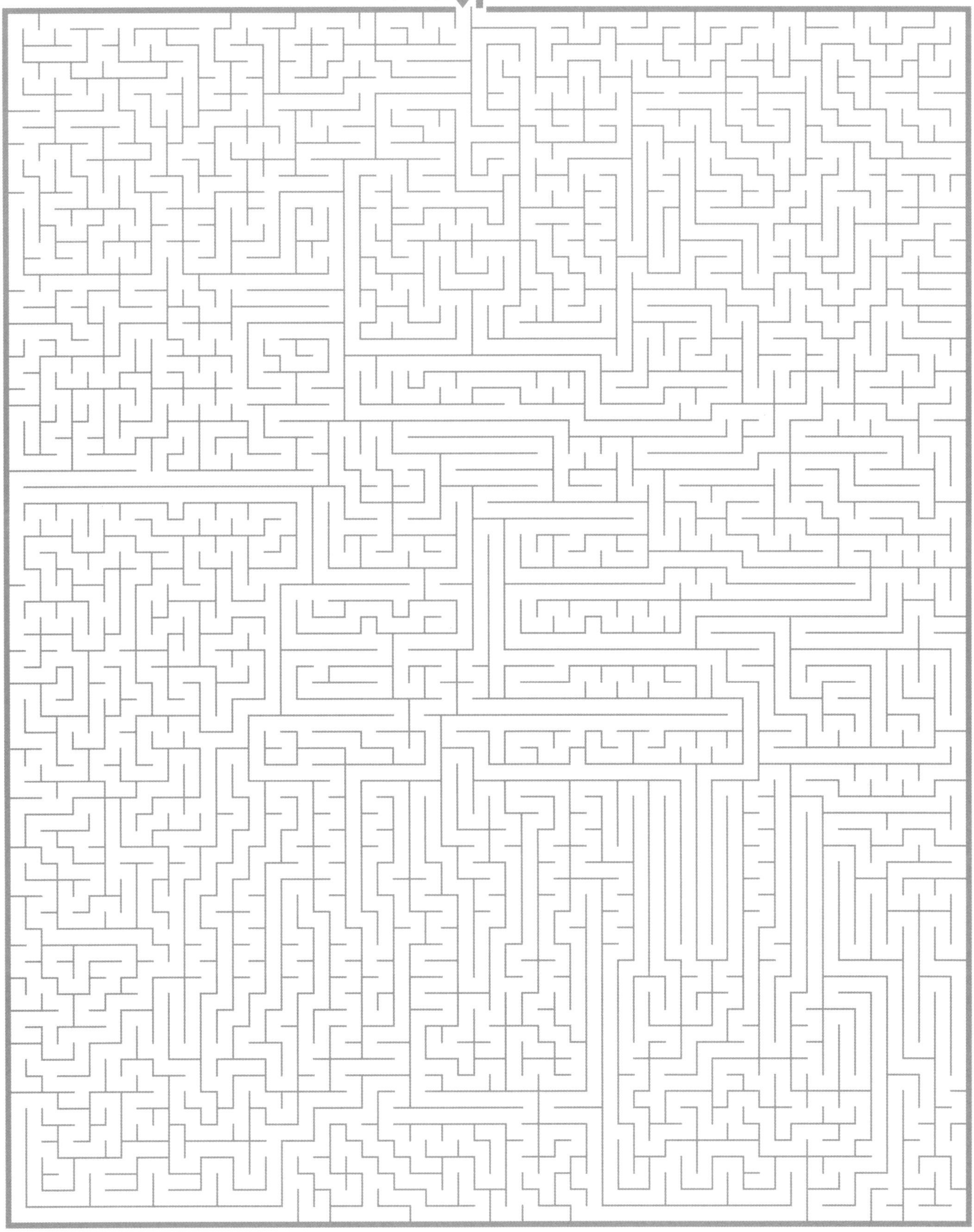

解答⇨ 91 ページ

中級
25
日本&
世界の芸術

点つなぎ

点の数：183

浮かびあがる名画をⒶ～Ⓒから選んでください。

Ⓐ洗礼者ヨハネ
Ⓑモナ・リザ
Ⓒ岩窟の聖母

解答欄

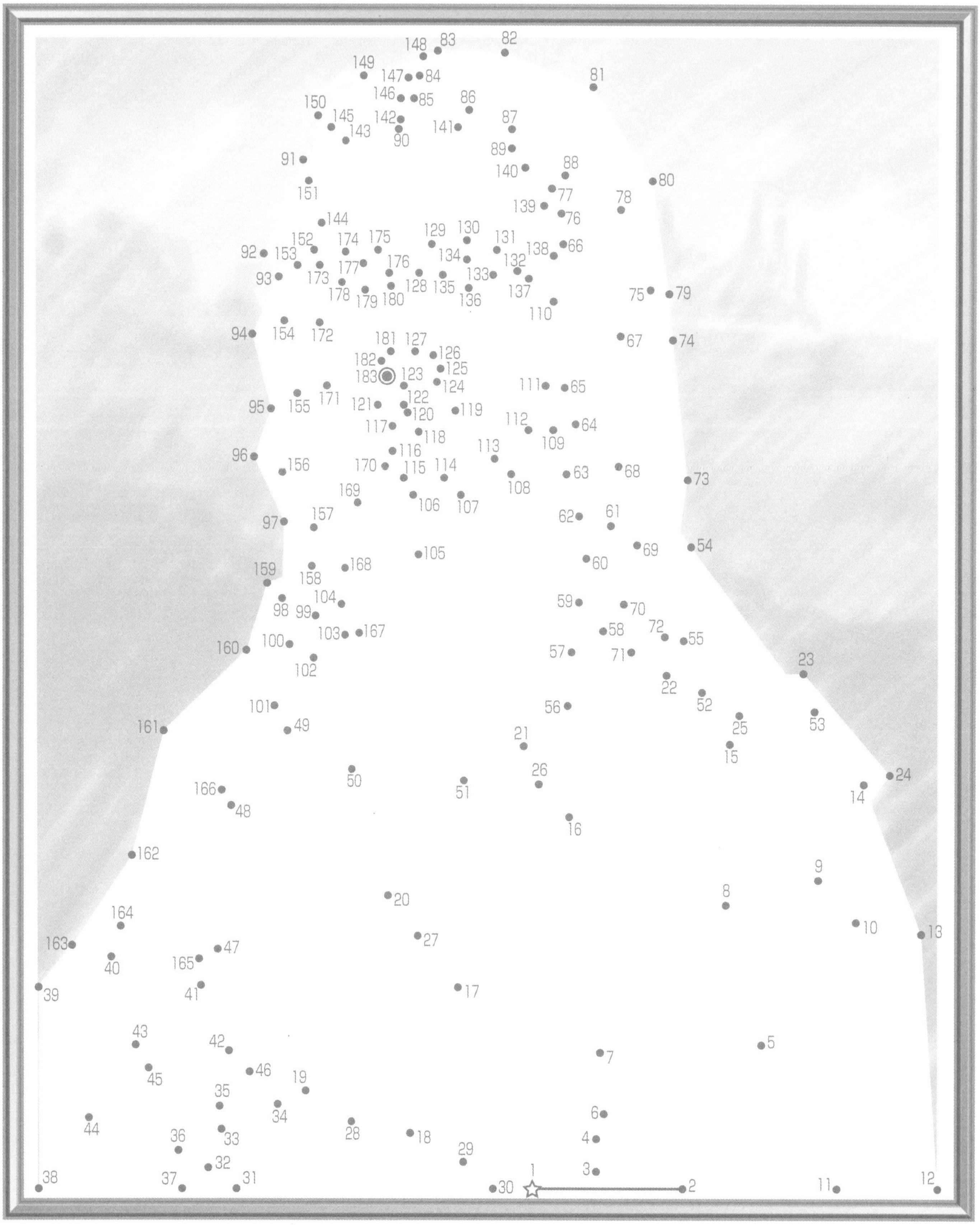

解答⇨ 92 ページ

中級
26

パズルぬり絵「金魚すくい」

射的と並ぶ縁日の定番ゲーム。うまく金魚をとるコツは、ポイと呼ばれる道具を斜め45度で入水させることだそうです。

使う色 ①黒 ②ねずみ色 ③薄青 ④白 ⑤薄水色 ⑥薄橙 ⑦赤

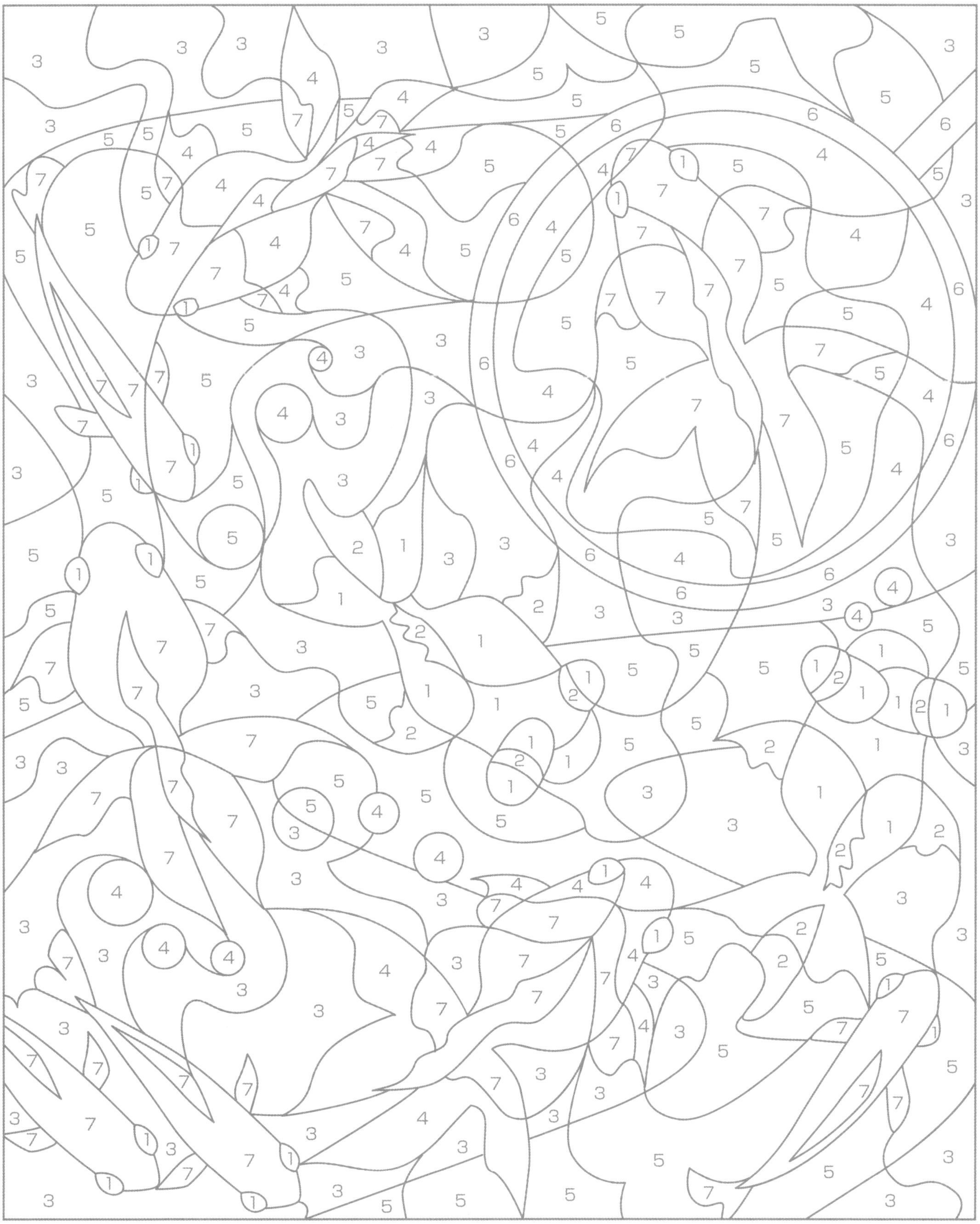

解答⇨ 92 ページ

中級
27
日本の
歴史&風景

点つなぎ

点の数：198

現れた風景はⒶ～Ⓒのどれでしょうか？

Ⓐ鯉のぼり
Ⓑ七夕飾り
Ⓒ灯篭流し

解答欄

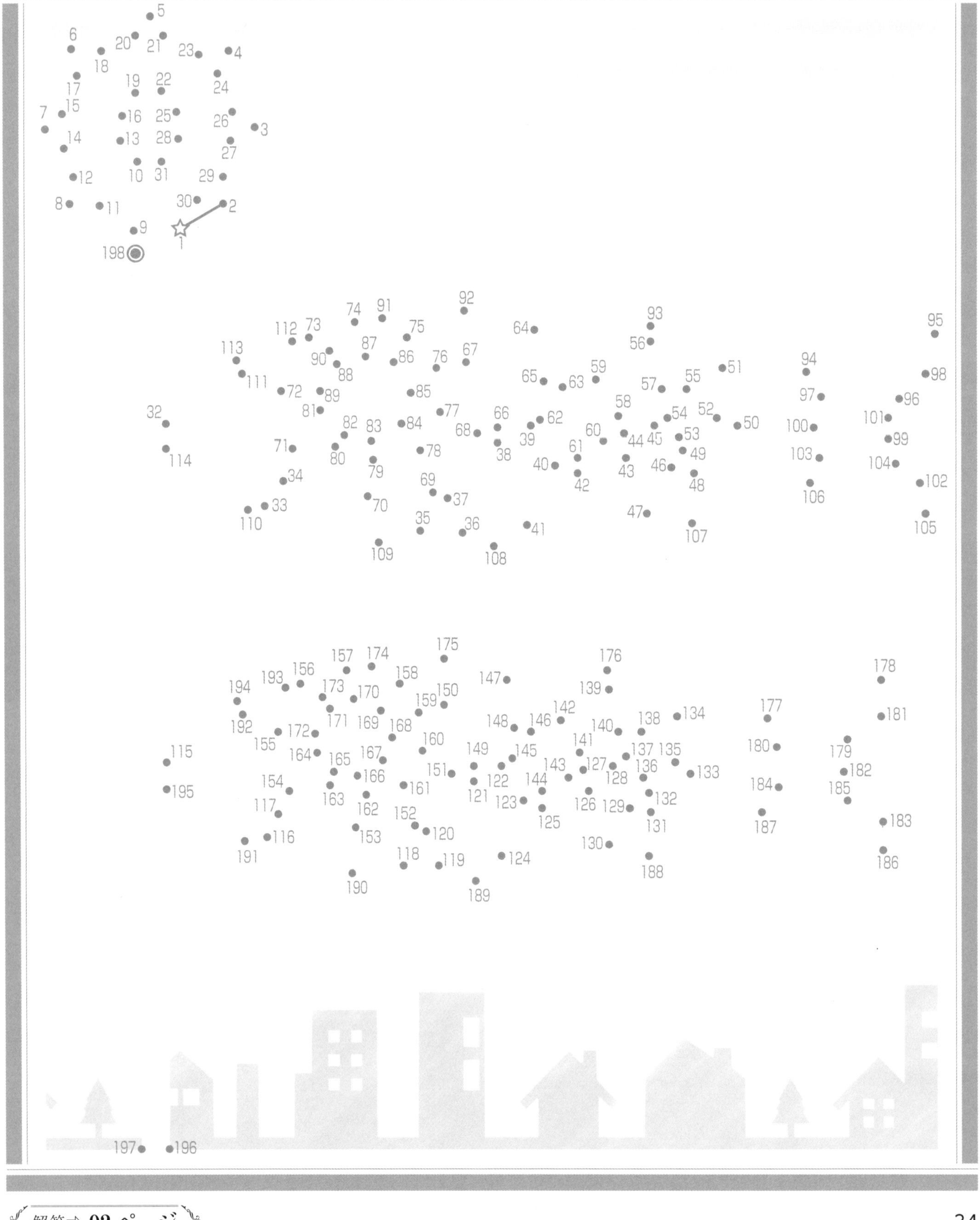

解答⇨ 92 ページ

中級
28

くじびき迷路「チョウ」

右上のチョウがたどり着いた花はどれでしょう？　A～Dの中から選んで答えてください。

解答欄

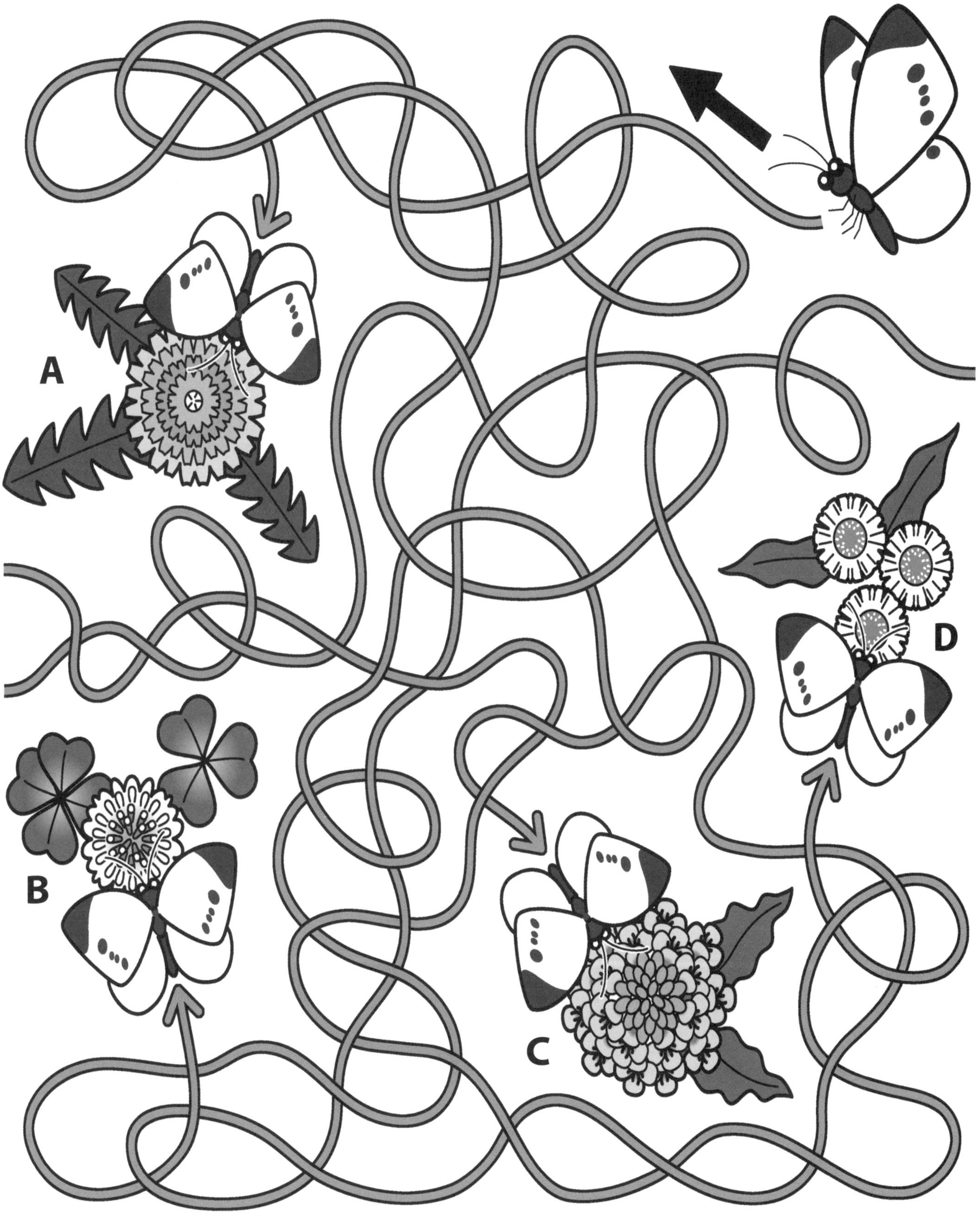

解答⇨ 92 ページ

点つなぎ

点の数：205

現れた浮世絵はⒶ～Ⓒのうち、どれでしょう？

Ⓐ紅葉下立ち美人図
Ⓑ秋草美人図
Ⓒ見返り美人図

解答欄

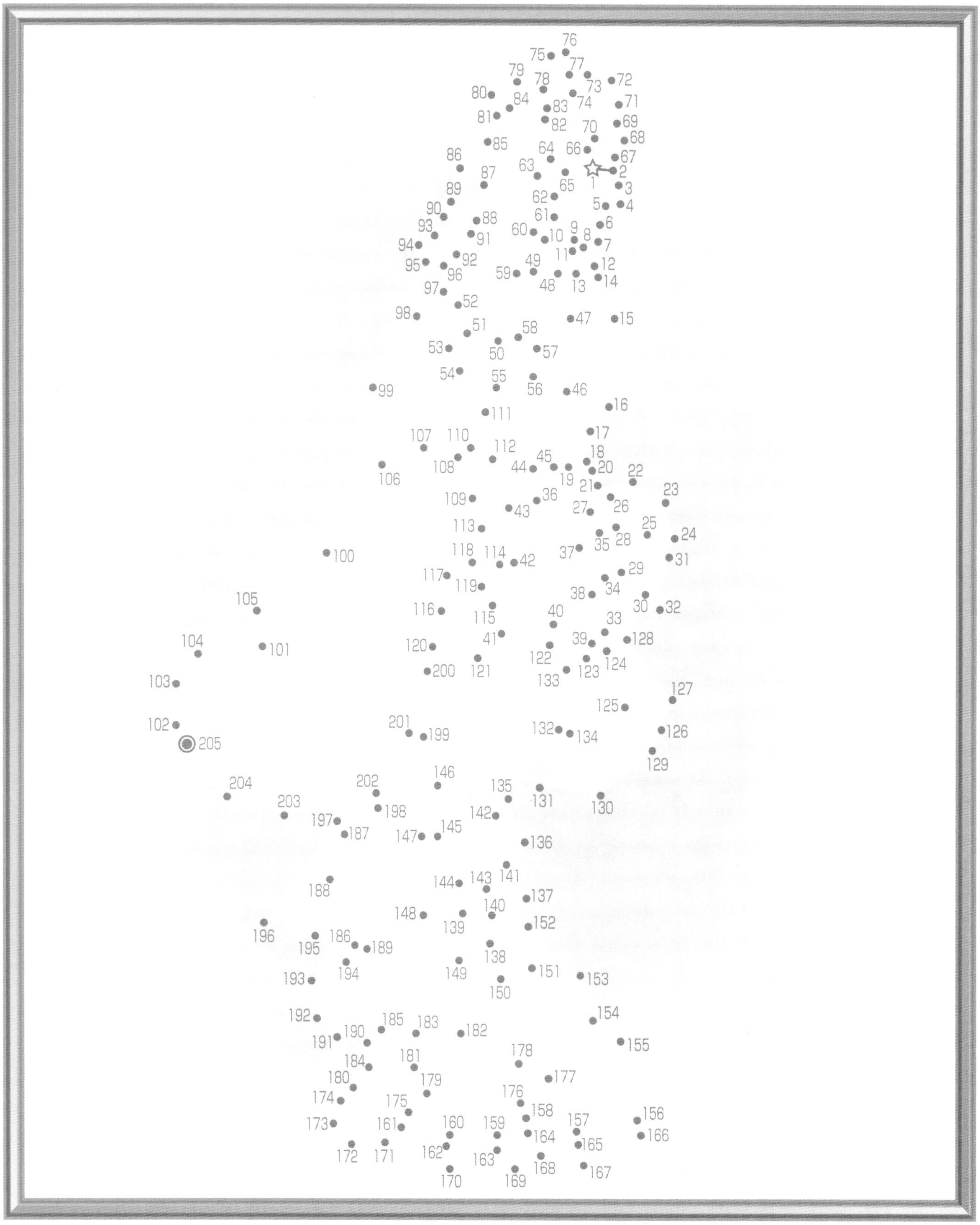

解答⇨ 92 ページ

中級
30

パズルぬり絵「桃太郎」

桃から生まれたのは現代のアレンジで、本来は桃を食べた老夫婦が若返り、子を授かった話だったそうです。

使う色　①黄緑　②白　③焦茶色　④ときわ色　⑤赤茶色　⑥緑　⑦赤　⑧なんど色　⑨黄土色　⑩薄水色　⑪薄橙　⑫桃色　⑬黒

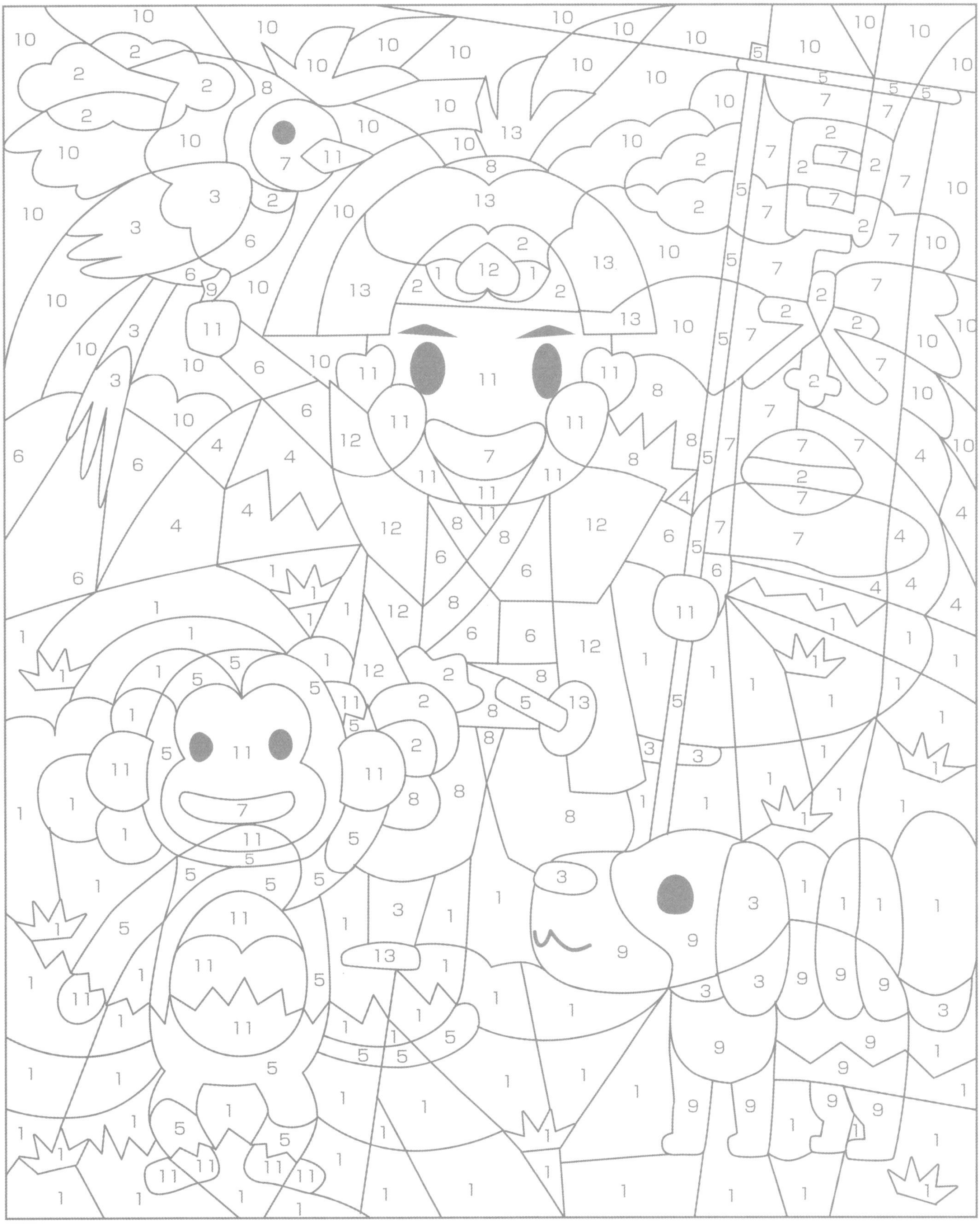

解答⇨ 92 ページ

中級
31
日本&
世界の芸術

点つなぎ

点の数：212

Ⓐ～Ⓒのうち、現れた名画を答えてください。

Ⓐ真珠の耳飾りの少女
Ⓑ手紙を書く女
Ⓒ牛乳を注ぐ女

解答欄

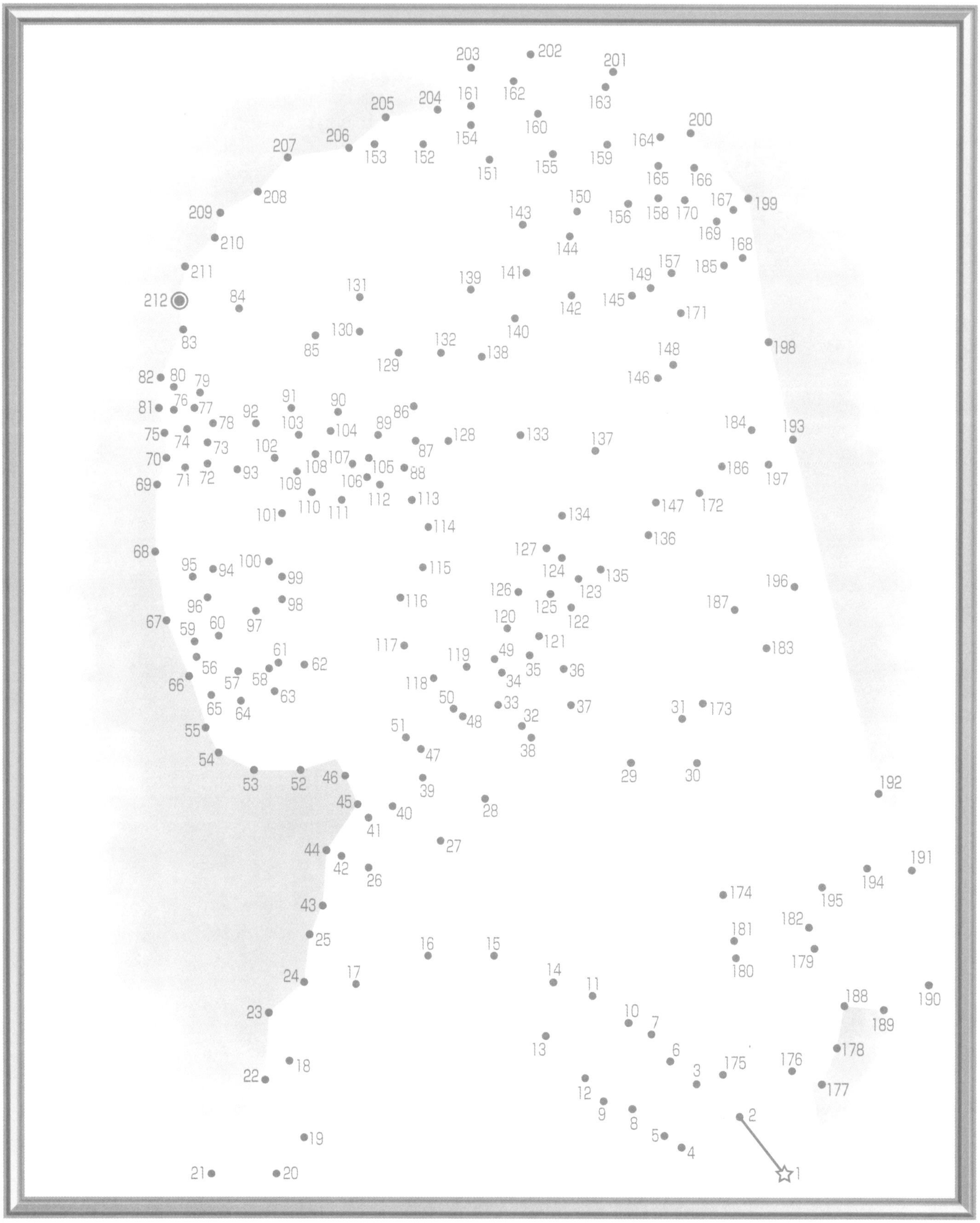

解答⇨ 92 ページ

中級
32

おなじ物探し「木の葉」

下の例とまったくおなじ組み合わせの絵を、Ⓐ～Ⓘの中から選んで答えてください。

例

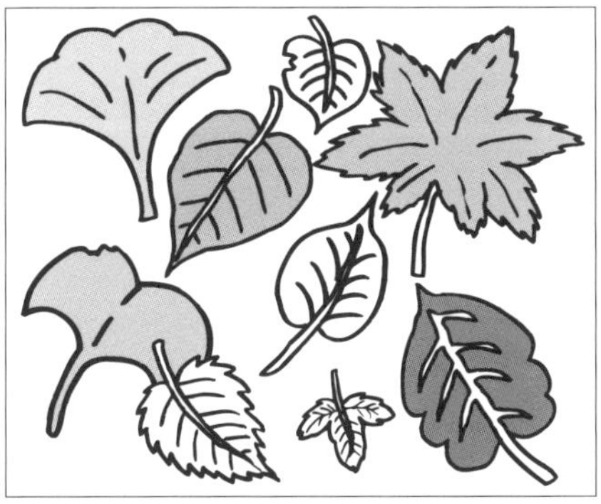

解答欄

Ⓐ

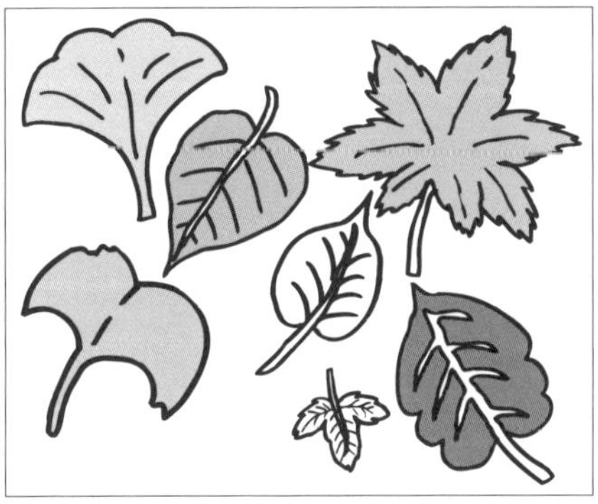

Ⓑ

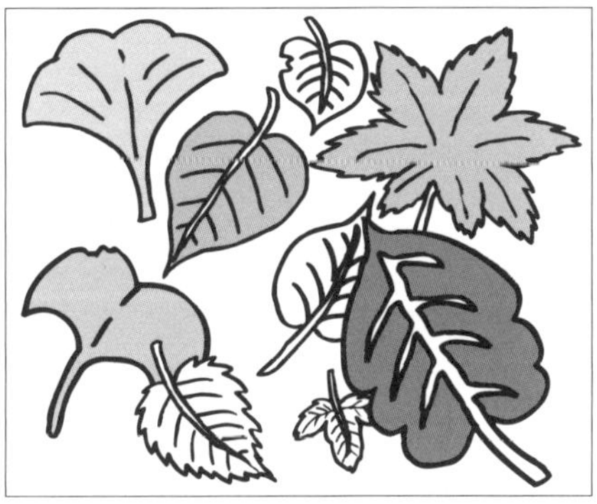

Ⓒ

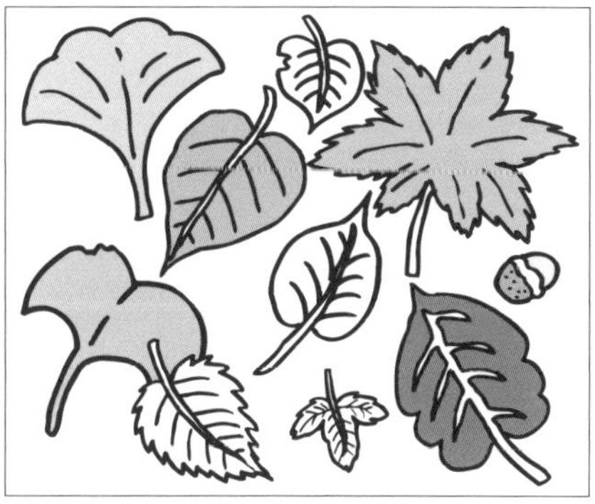

Ⓓ

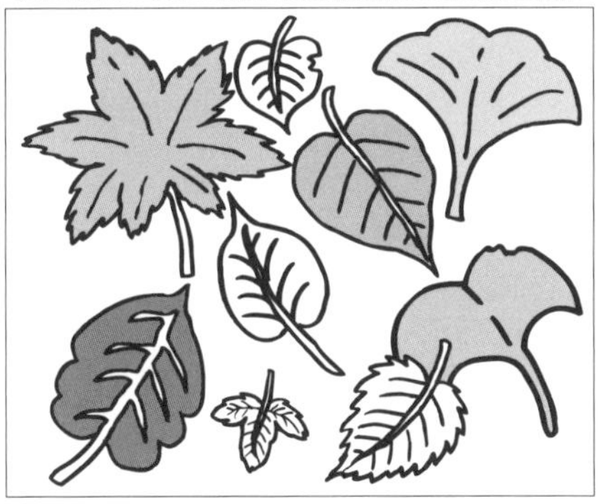

Ⓔ

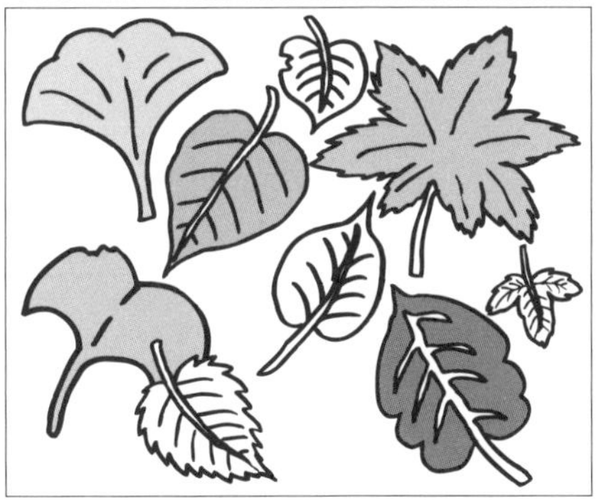

Ⓕ

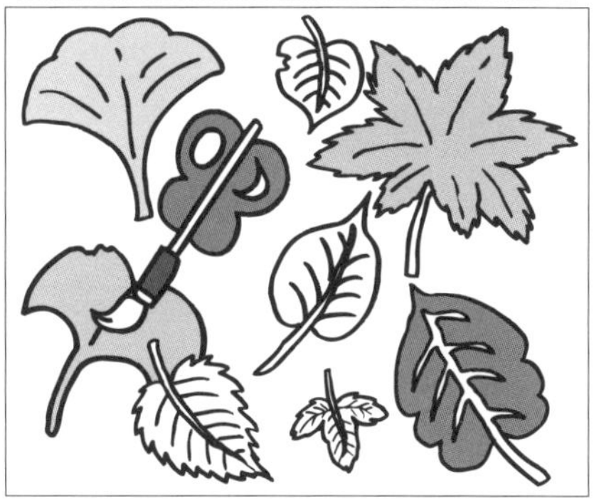

Ⓖ

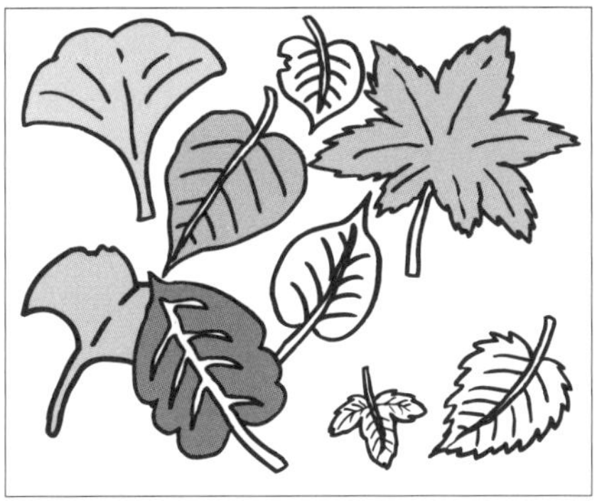

Ⓗ

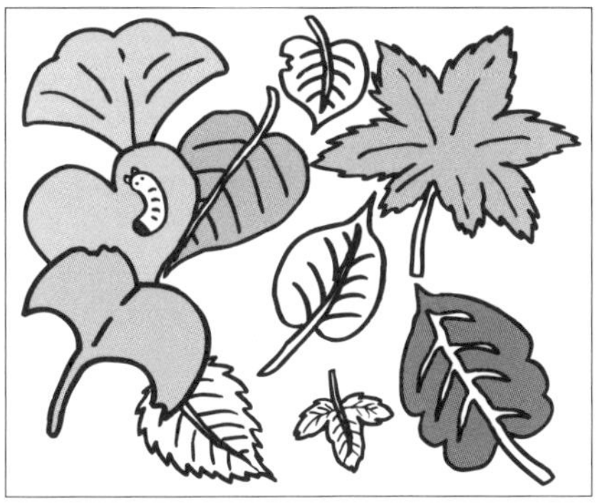

Ⓘ

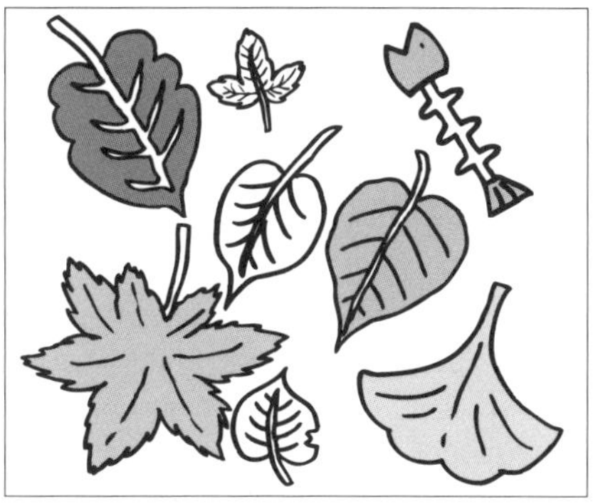

解答⇨ 92 ページ

中級
33
名作映画

点つなぎ

点の数：234

映画のワンシーン。作品名をⒶ～Ⓒから選んでください。

Ⓐバンド・ワゴン
Ⓑ雨に唄えば
Ⓒ巴里のアメリカ人

解答欄

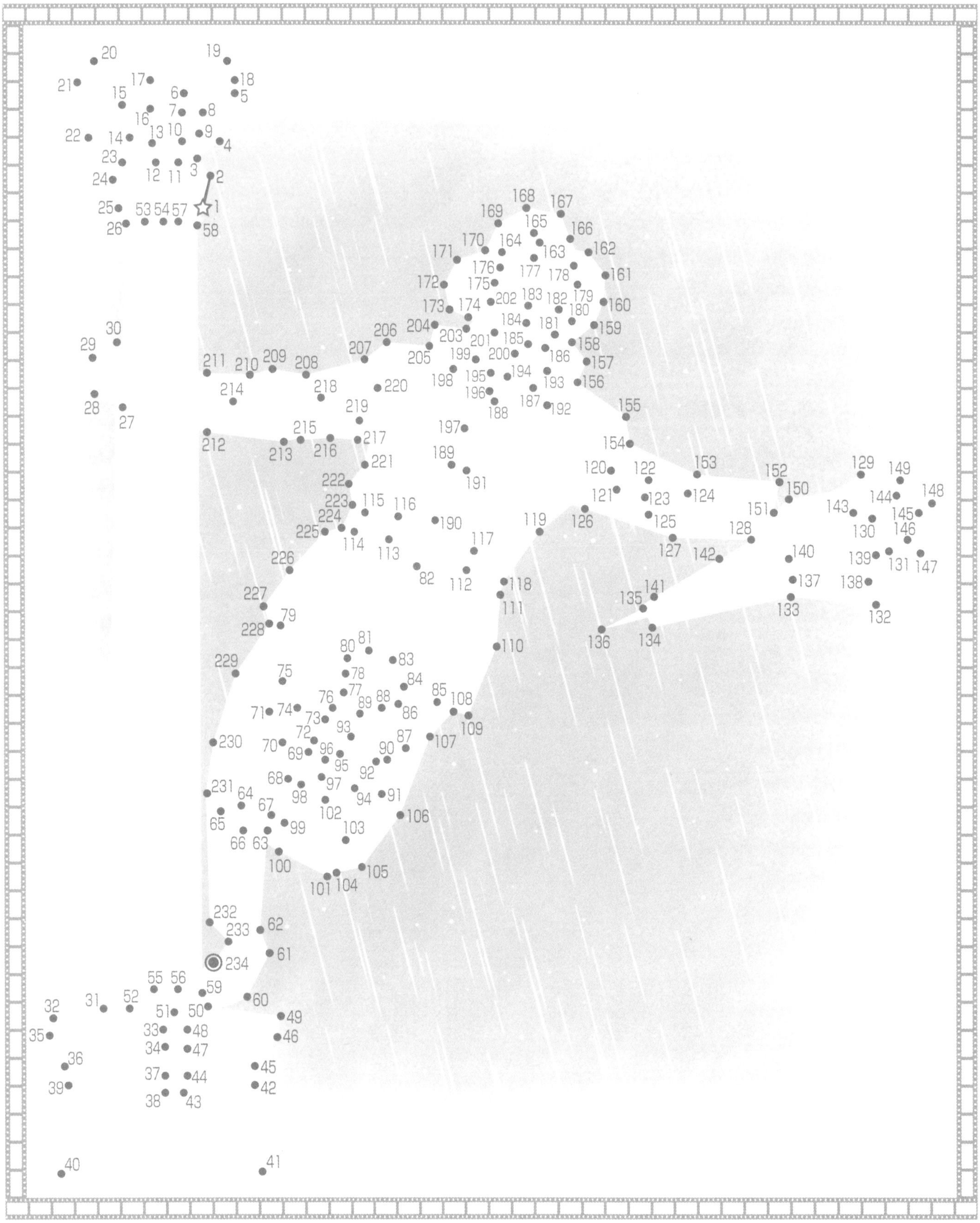

解答⇨ 92 ページ

中級
34

パズルぬり絵「選挙で当選」

投票で首長や議員を選出する選挙。獲得票数が同じ場合は、公職選挙法によりくじ引きで当選人を定めます。

使う色　①山吹色　②薄ねずみ色　③ねずみ色　④白　⑤青　⑥橙色　⑦黒　⑧薄水色　⑨藍色　⑩赤　⑪薄橙　⑫薄紅色

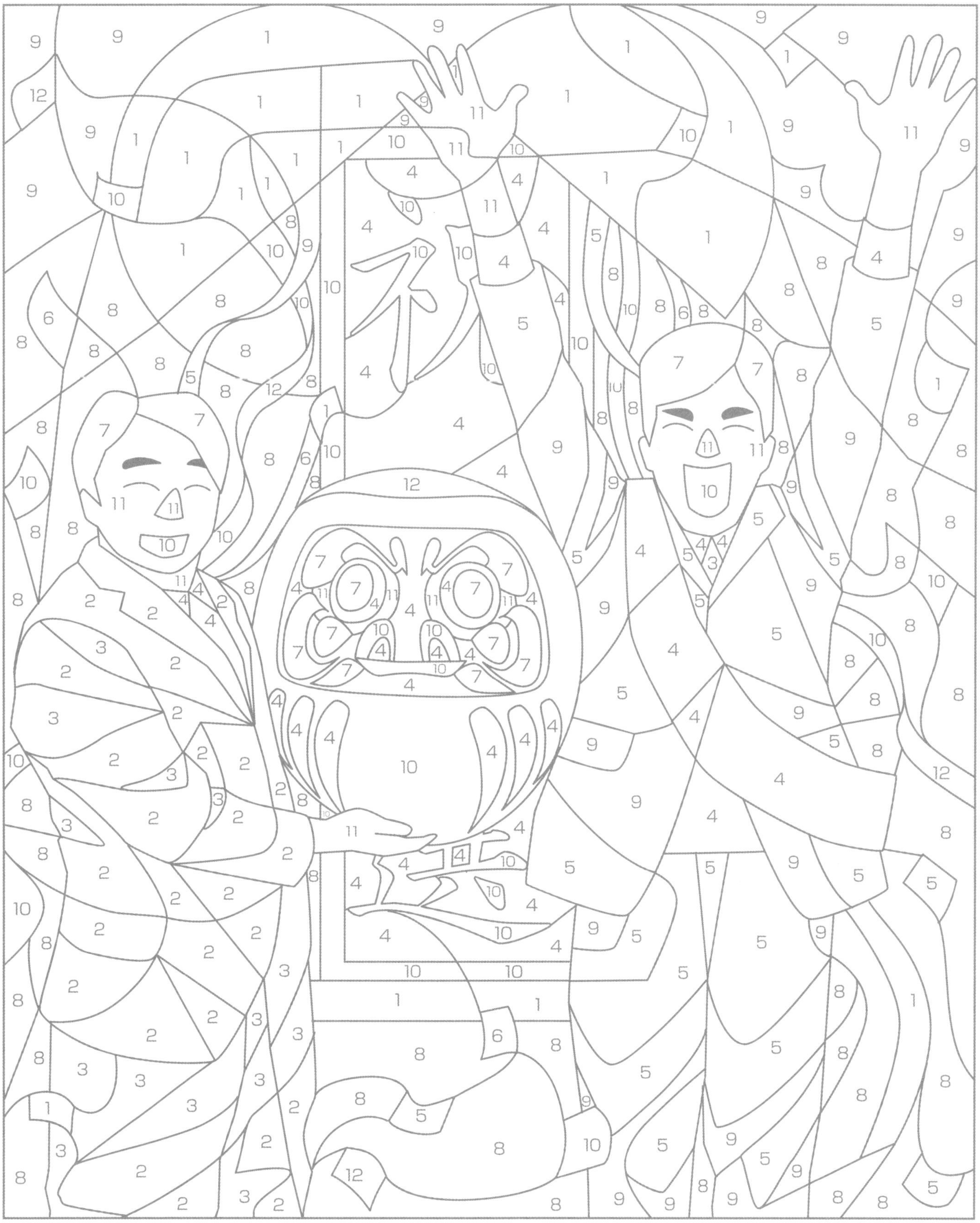

解答⇨ 92 ページ

中級
35
名作映画

点つなぎ

点の数：241

現れた名女優をⒶ～Ⓒから答えてください。

Ⓐマリリン・モンロー
Ⓑブリジット・バルドー
Ⓒラクエル・ウェルチ

解答欄

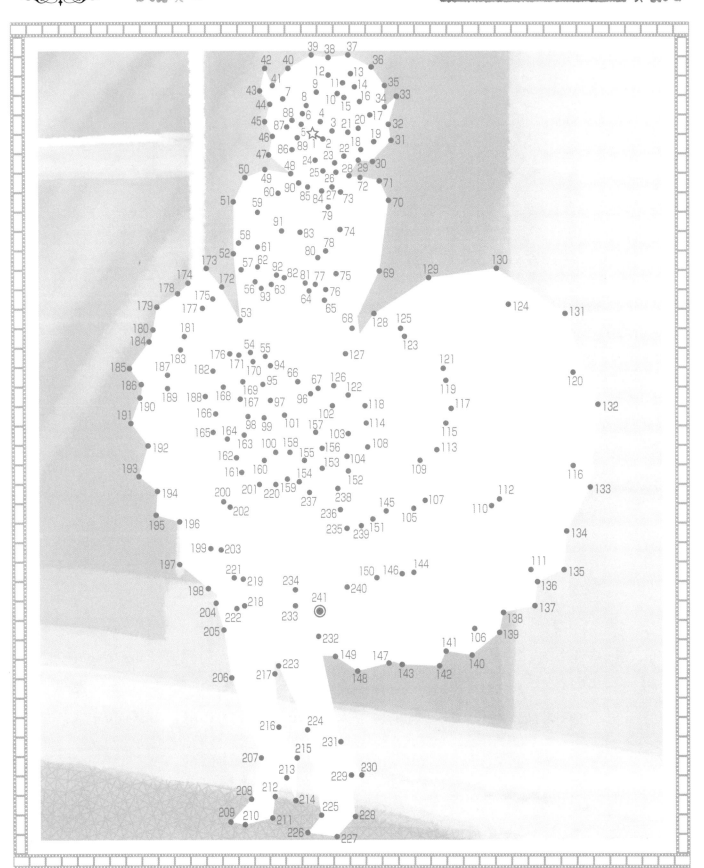

解答⇨ 92 ページ

中級
36

まちがい探し「磯遊び」

上と下の絵で異なる箇所が７個あります。エリア表Ａ～Ｈの中で、まちがいのないエリアを見つけてください。

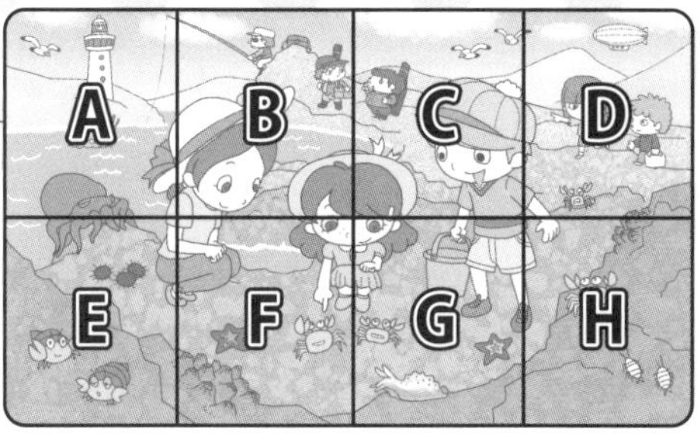

解答欄

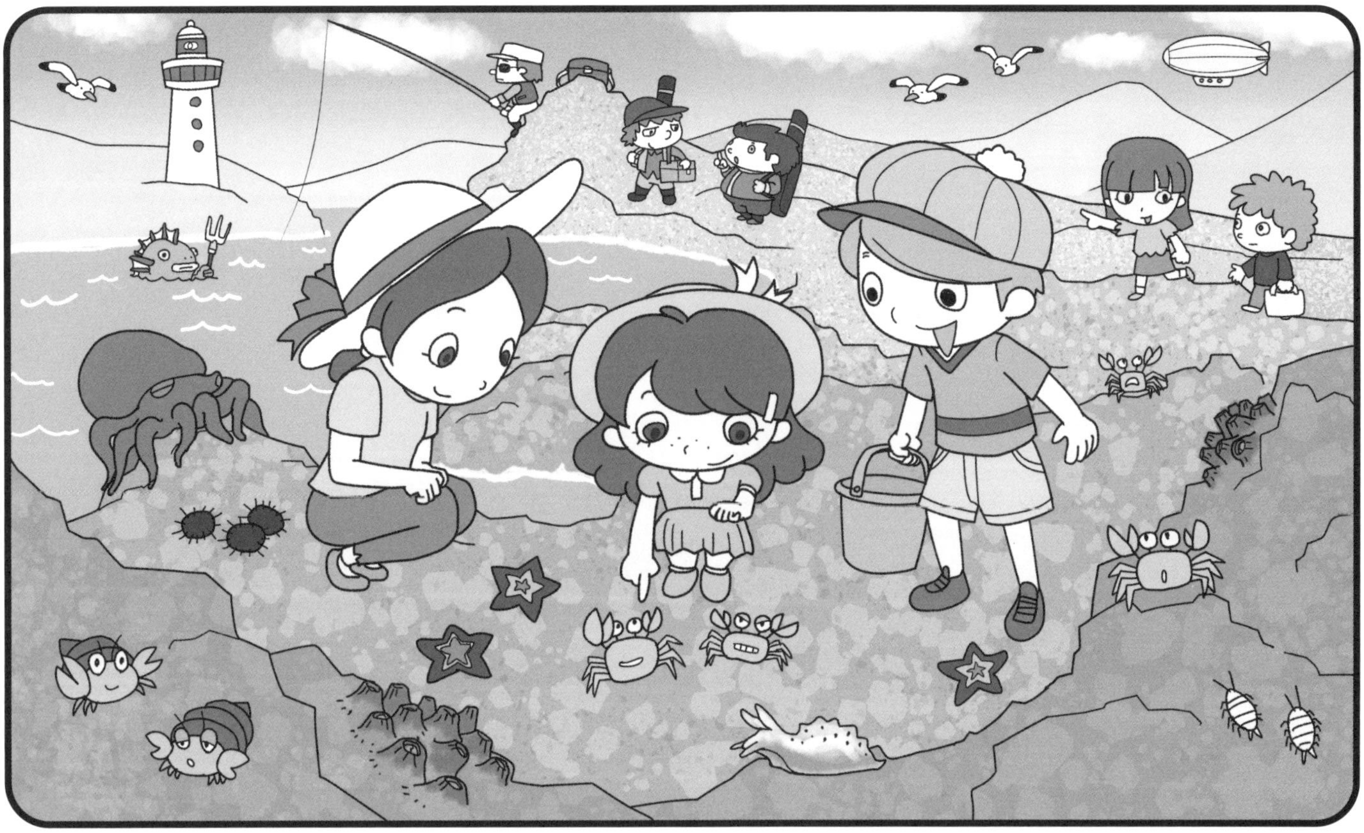

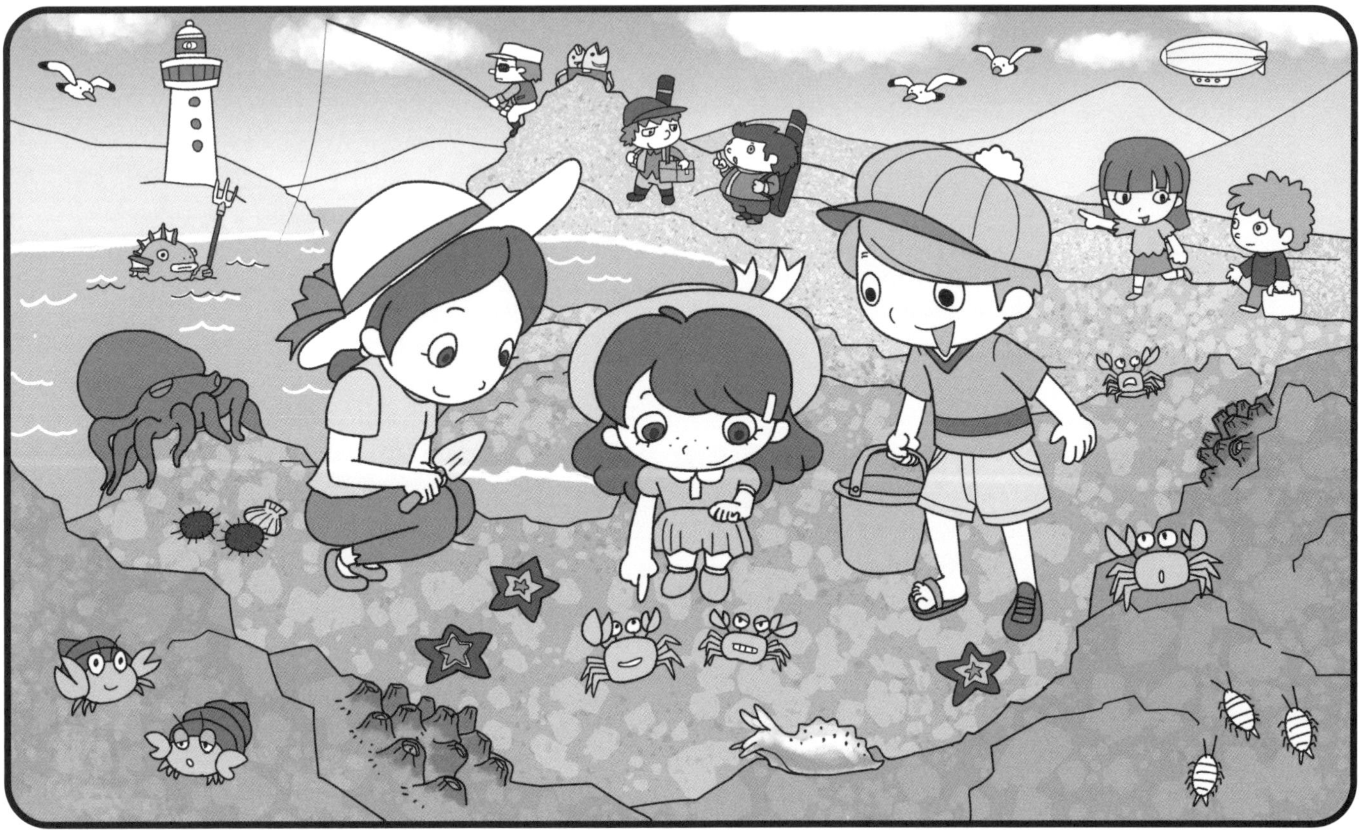

解答⇨ 92 ページ

中級
37
日本の歴史&風景

点つなぎ

点の数：246

Ⓐ〜Ⓒのうち、どのスポーツが現れるでしょう？

Ⓐバレーボール
Ⓑフィギュアスケート
Ⓒ卓球

解答欄

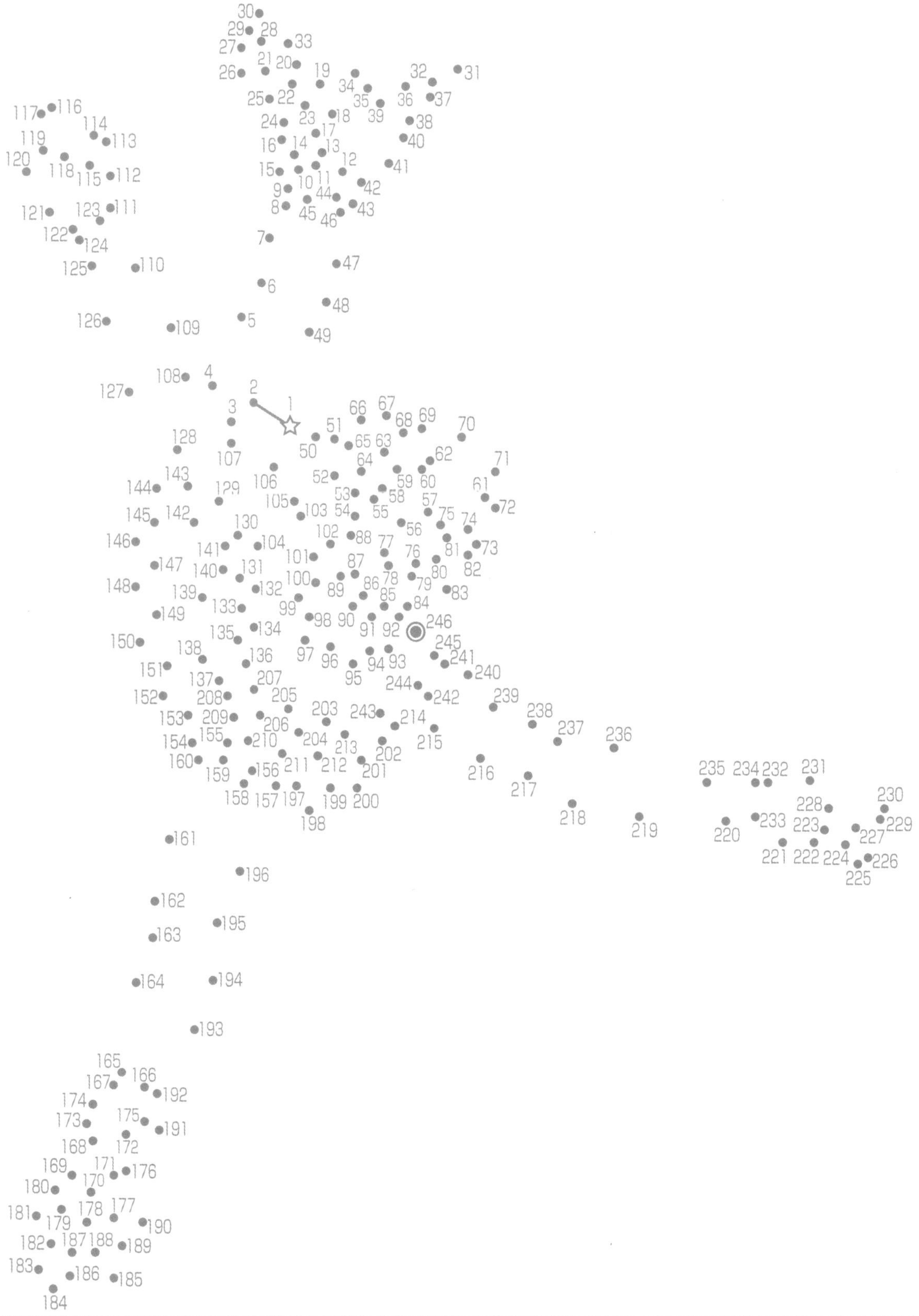

中級
38

迷路「動物」

スタートからゴールまで正しいルートをぬりつぶすと絵が浮かびあがります。Ⓐ～Ⓒのうちどれでしょう？

Ⓐシマウマ　Ⓑイノシシ　Ⓒシカ

解答欄

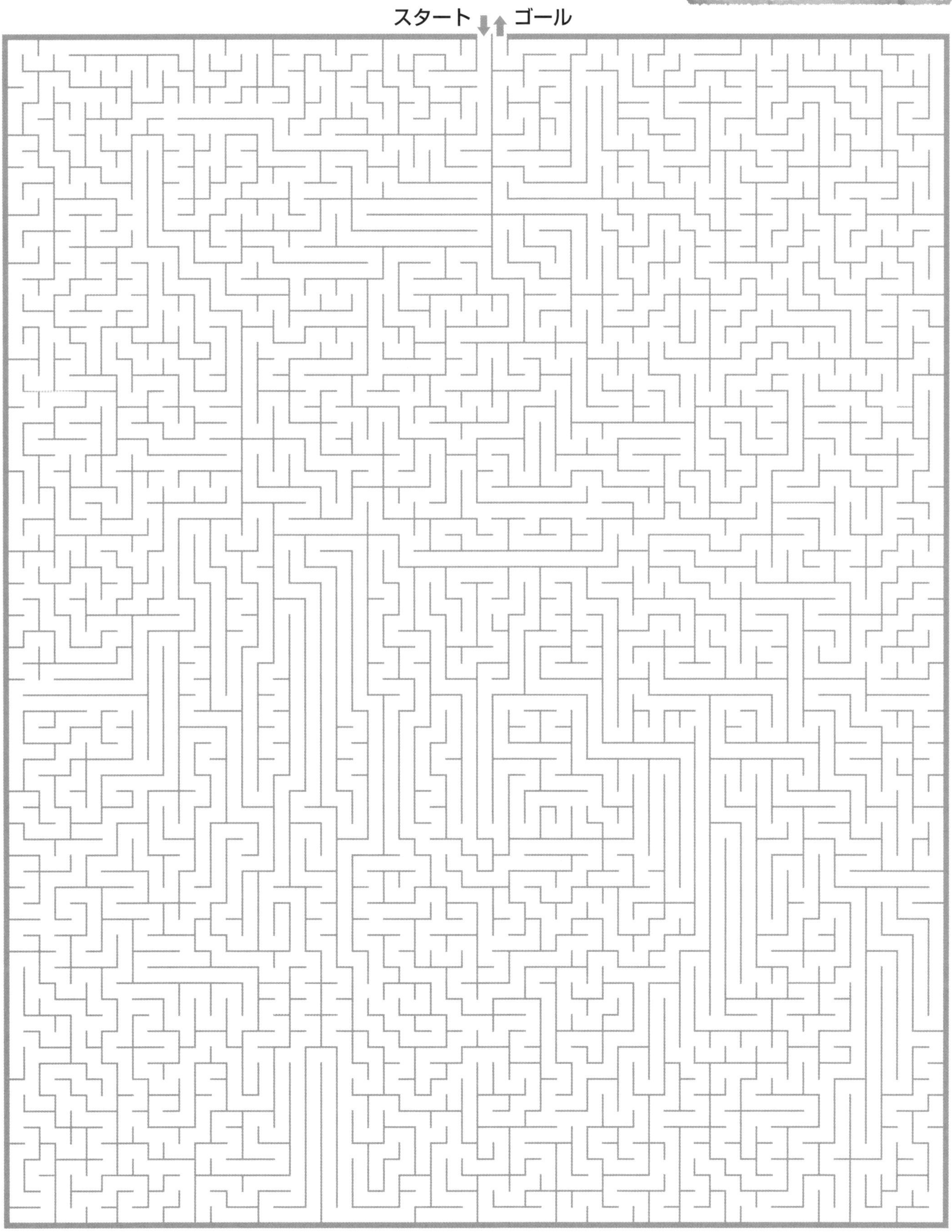

解答⇨ 93 ページ

中級

39

世界遺産

点つなぎ

点の数：249

現れた建造物をⒶ〜Ⓒから答えてください。

Ⓐケルン大聖堂

Ⓑモン・サン＝ミシェル

Ⓒコロッセオ

解答欄

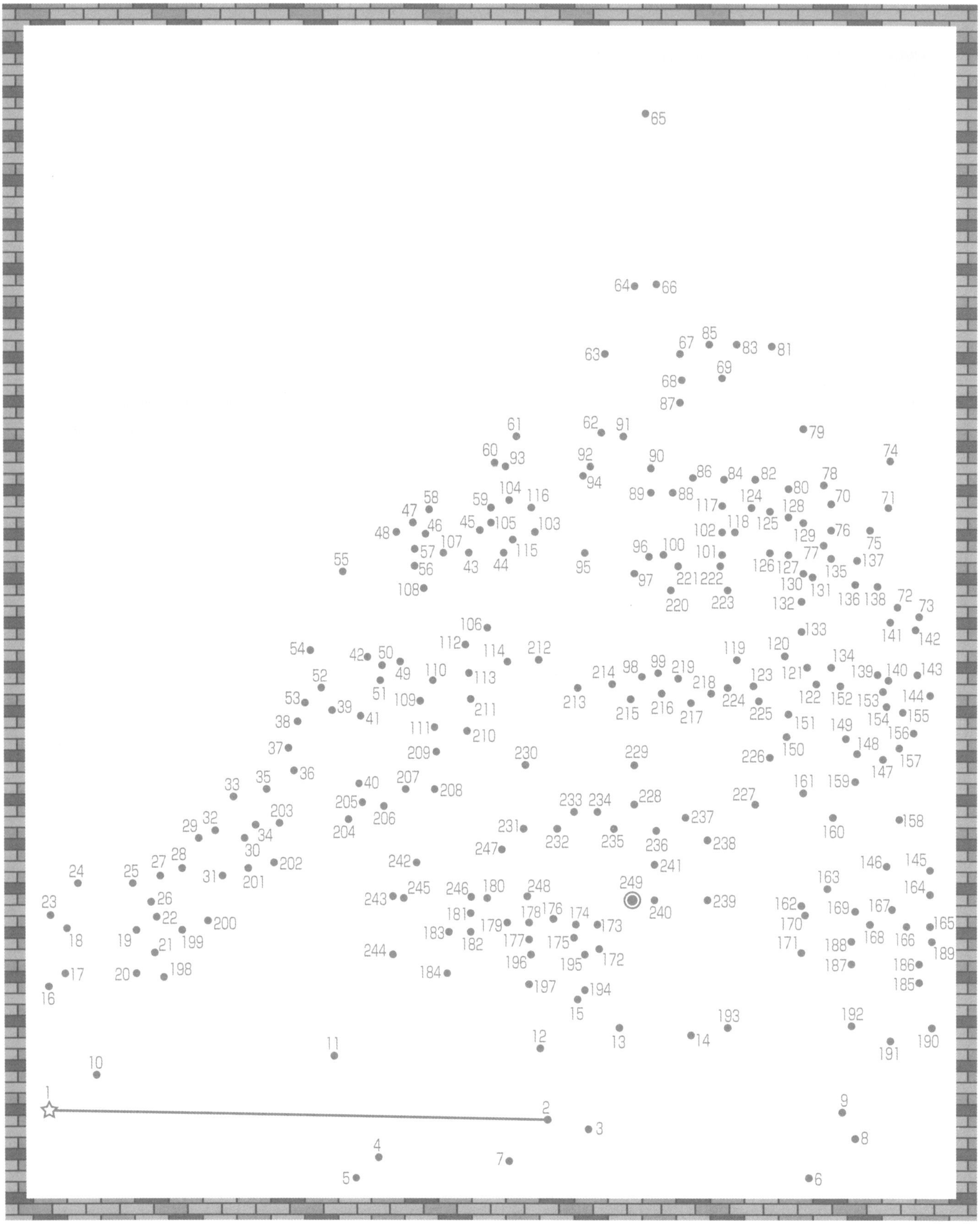

解答⇨ 93 ページ

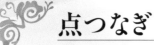

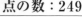

中級
40

パズルぬり絵「文房具」

日常生活で用いる文房具。1772年に消しゴムが発売されるまでは、パンなどで鉛筆の文字を消していたそうです。

使う色　①ねずみ色　②黒　③薄水色　④赤　⑤薄青　⑥レモン色　⑦薄ねずみ色　⑧薄紅色　⑨黄色　⑩青　⑪白　⑫桃色　⑬黄緑

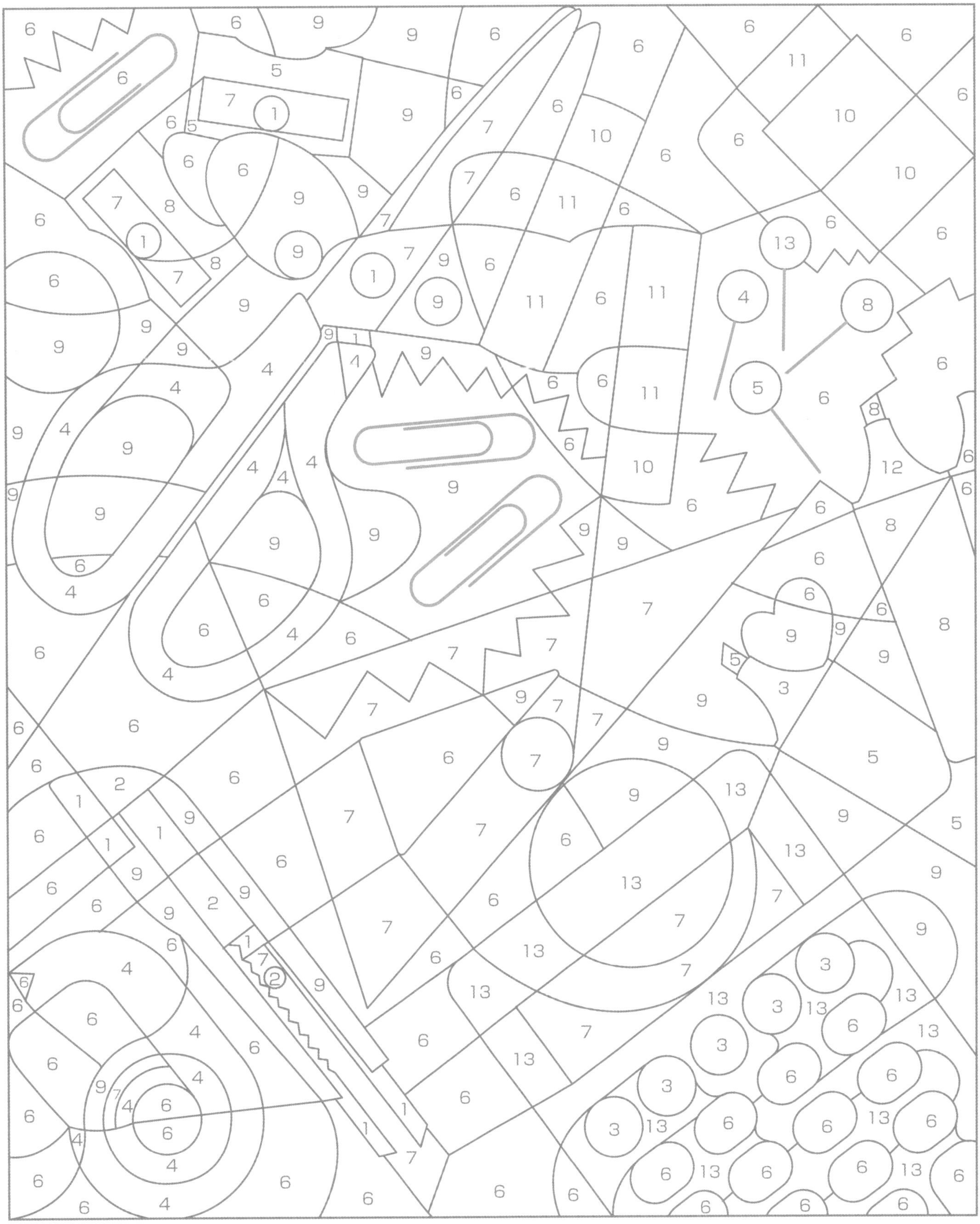

解答⇨93ページ

中級
41
世界遺産

点つなぎ

点の数：252

現れたお城はⒶ～Ⓒのうち、どれでしょう？

Ⓐブタ城
Ⓑダラム城
Ⓒ姫路城

解答欄

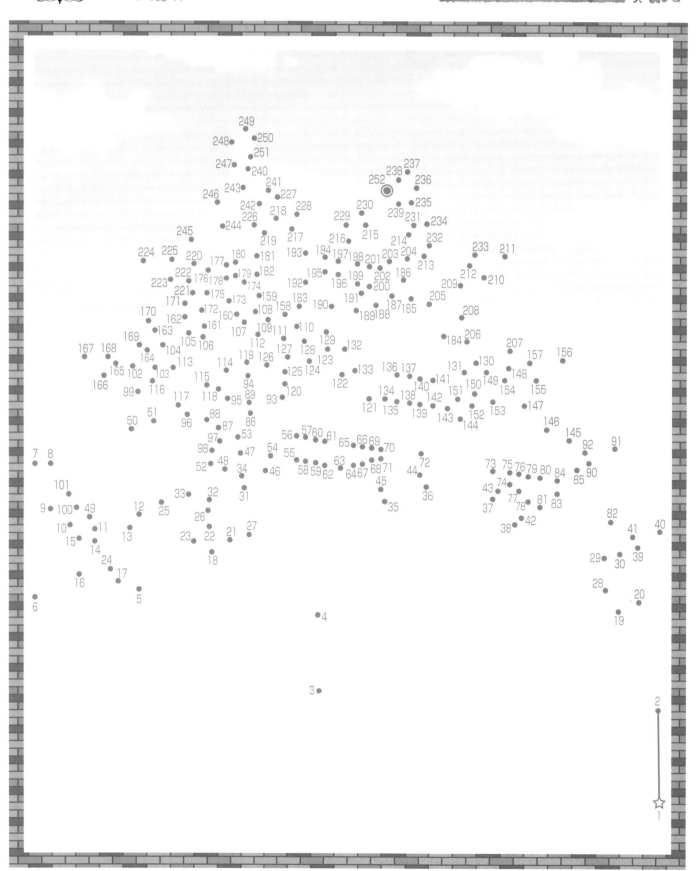

解答⇨ 93 ページ

中級
42

おなじ物探し「鍋の具」

下の例とまったくおなじ組み合わせの絵を、Ⓐ〜Ⓘの中から選んで答えてください。

例

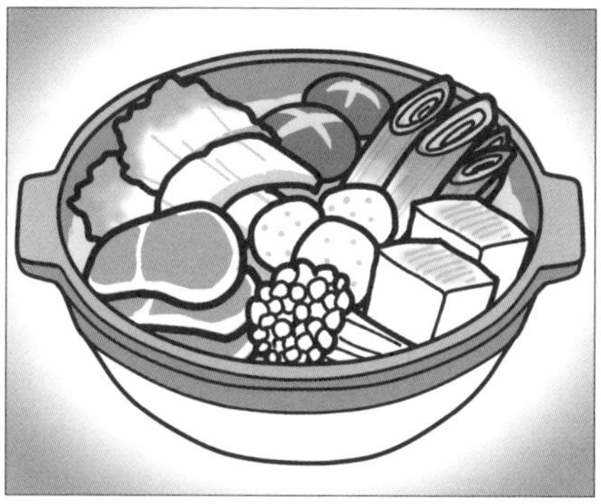

解答欄

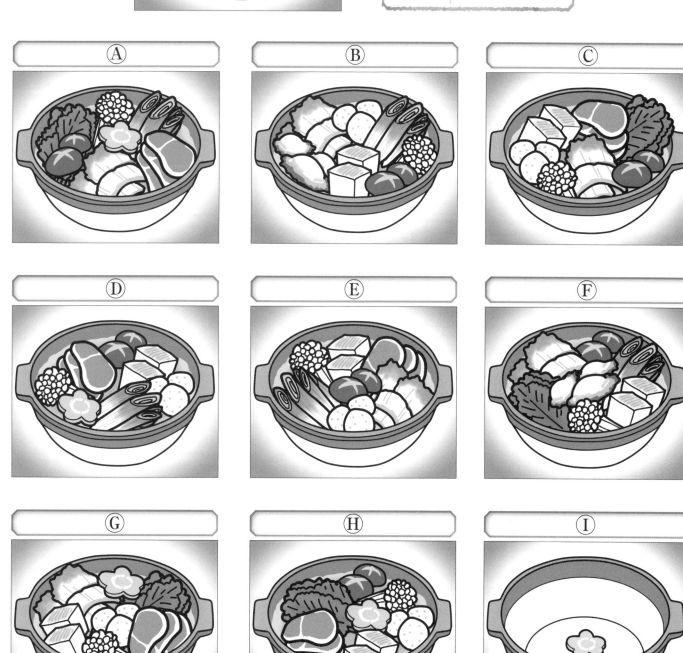

Ⓐ

Ⓑ

Ⓒ

Ⓓ

Ⓔ

Ⓕ

Ⓖ

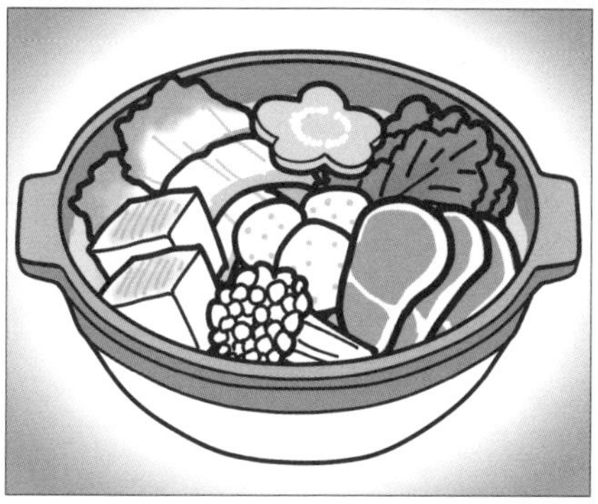

Ⓗ

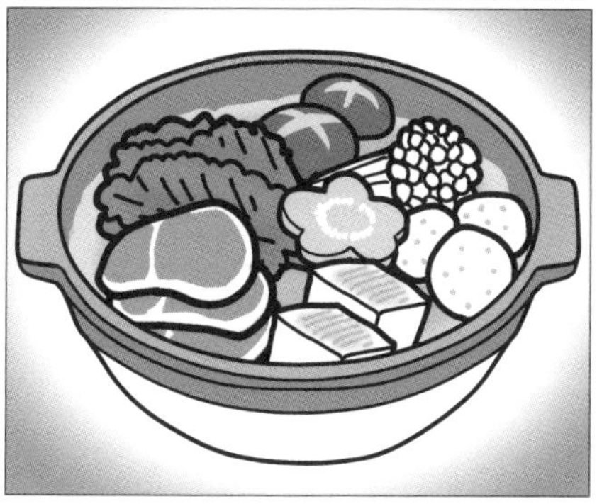

Ⓘ

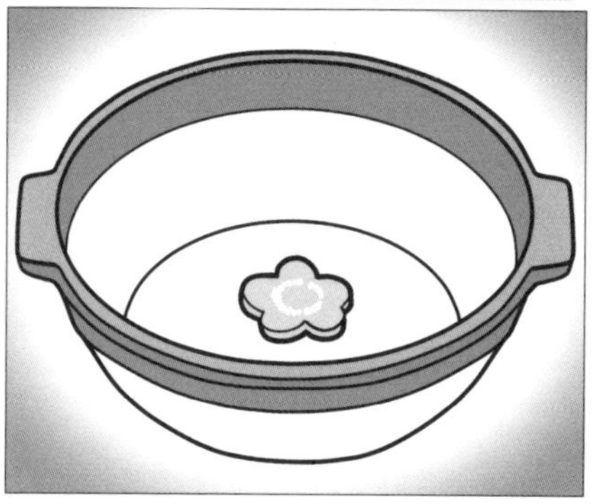

解答⇨ 93 ページ

中級
43
名作映画

点つなぎ

点の数：260

映画のワンシーン。作品名をⒶ～Ⓒから答えてください。

Ⓐ風と共に去りぬ
Ⓑオペラ座の怪人
Ⓒ笑ふ男

解答欄

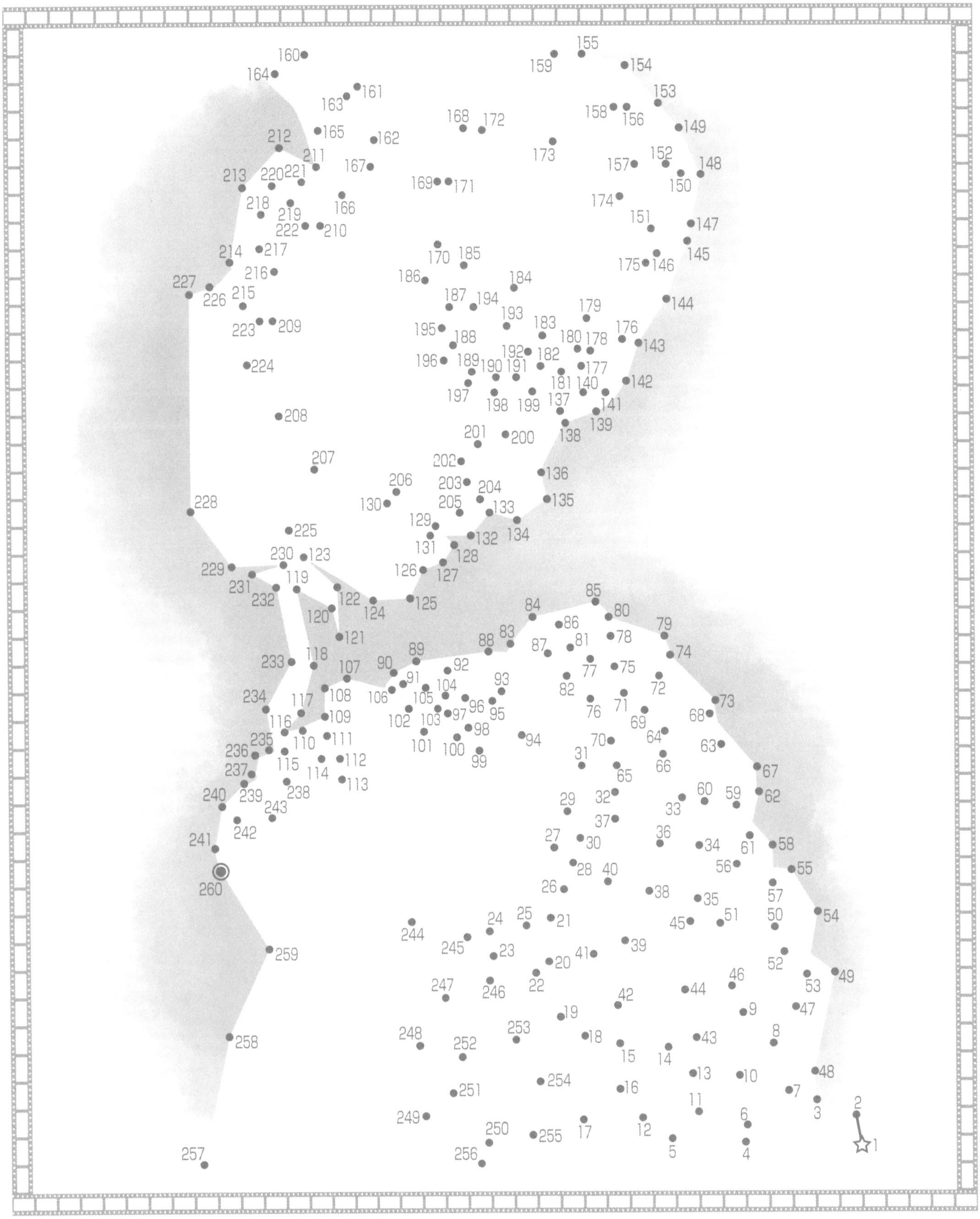

解答⇨ 93 ページ

中級
44

パズルぬり絵「タイ焼き」

今川焼きを元に作られた和菓子。カメの形では売れず、縁起物のタイにしたところ爆発的に売れたのだそうです。

使う色　①橙色　②桃色　③藤色　④黄緑　⑤赤茶色　⑥藤紫　⑦茶色　⑧薄橙　⑨白　⑩緑

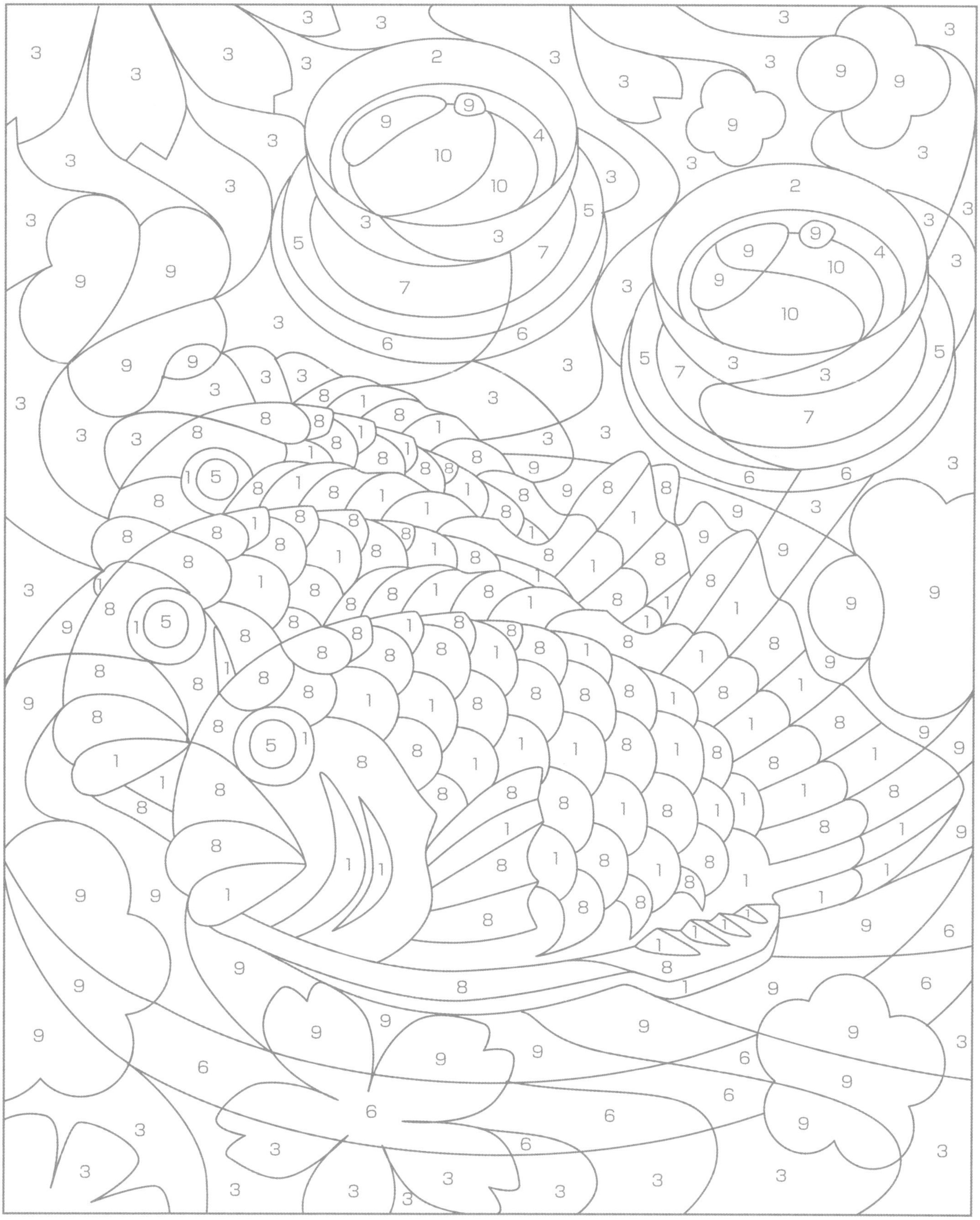

解答⇨ 93 ページ

中級

45

世界遺産

点つなぎ

点の数：260

完成した中国の名所は次のうちどれでしょう？

Ⓐ武陵源
Ⓑ京杭大運河
Ⓒ万里の長城

解答欄

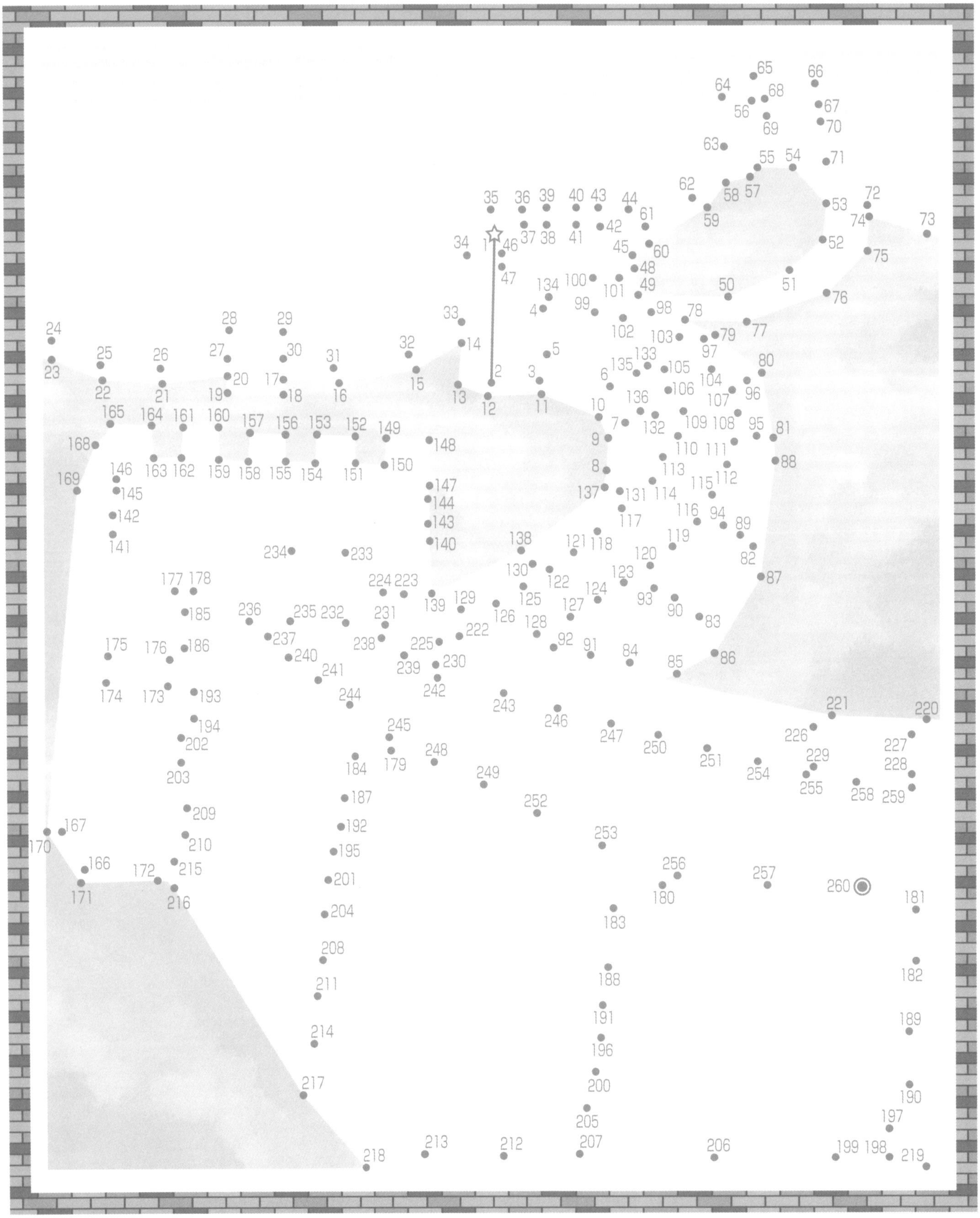

解答⇨93ページ

中級
46

まちがい探し「栗拾い」

上と下の絵で異なる箇所が7個あります。エリア表A～Hの中で、まちがいのないエリアを見つけてください。

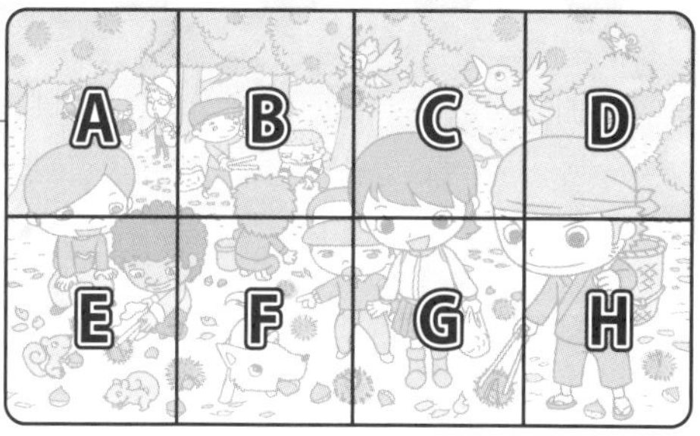

解答欄

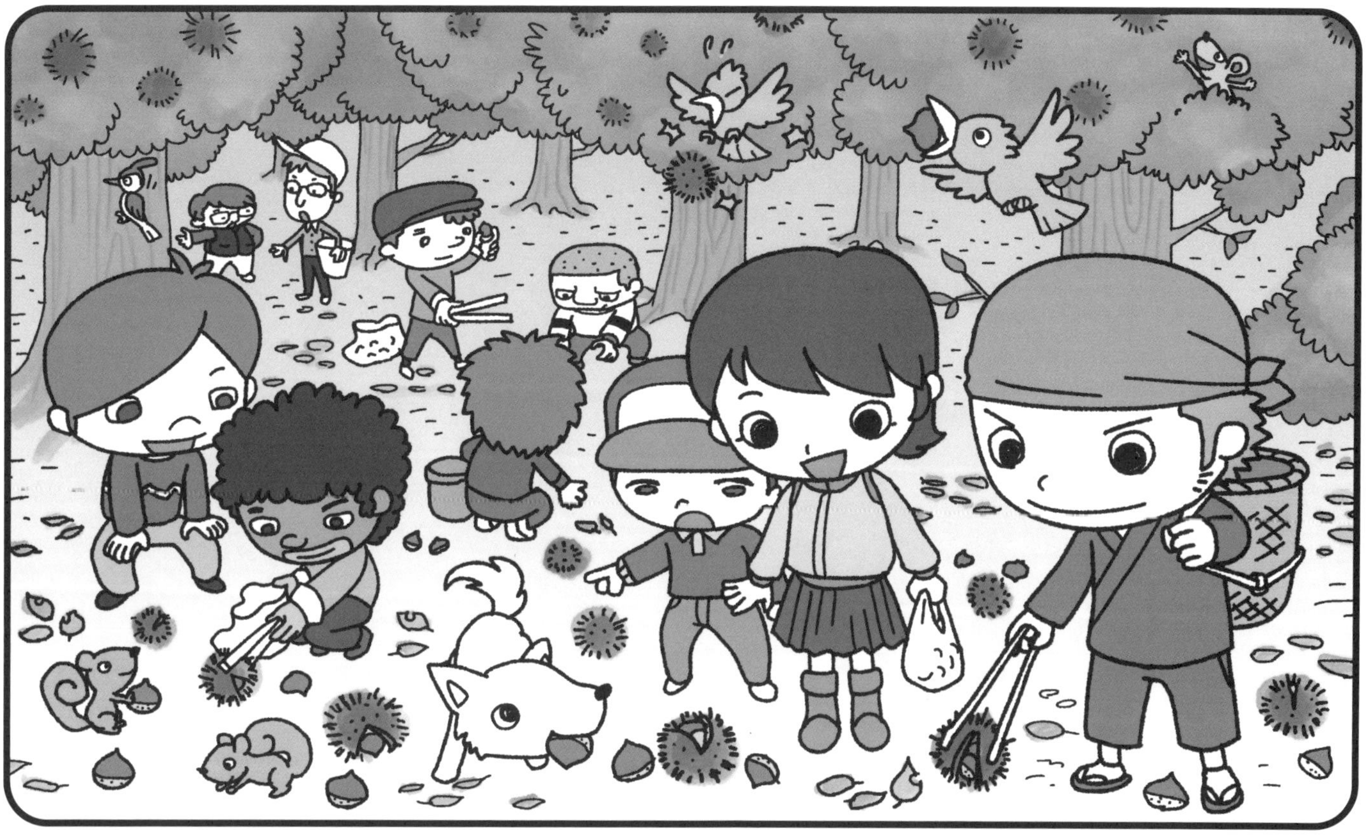

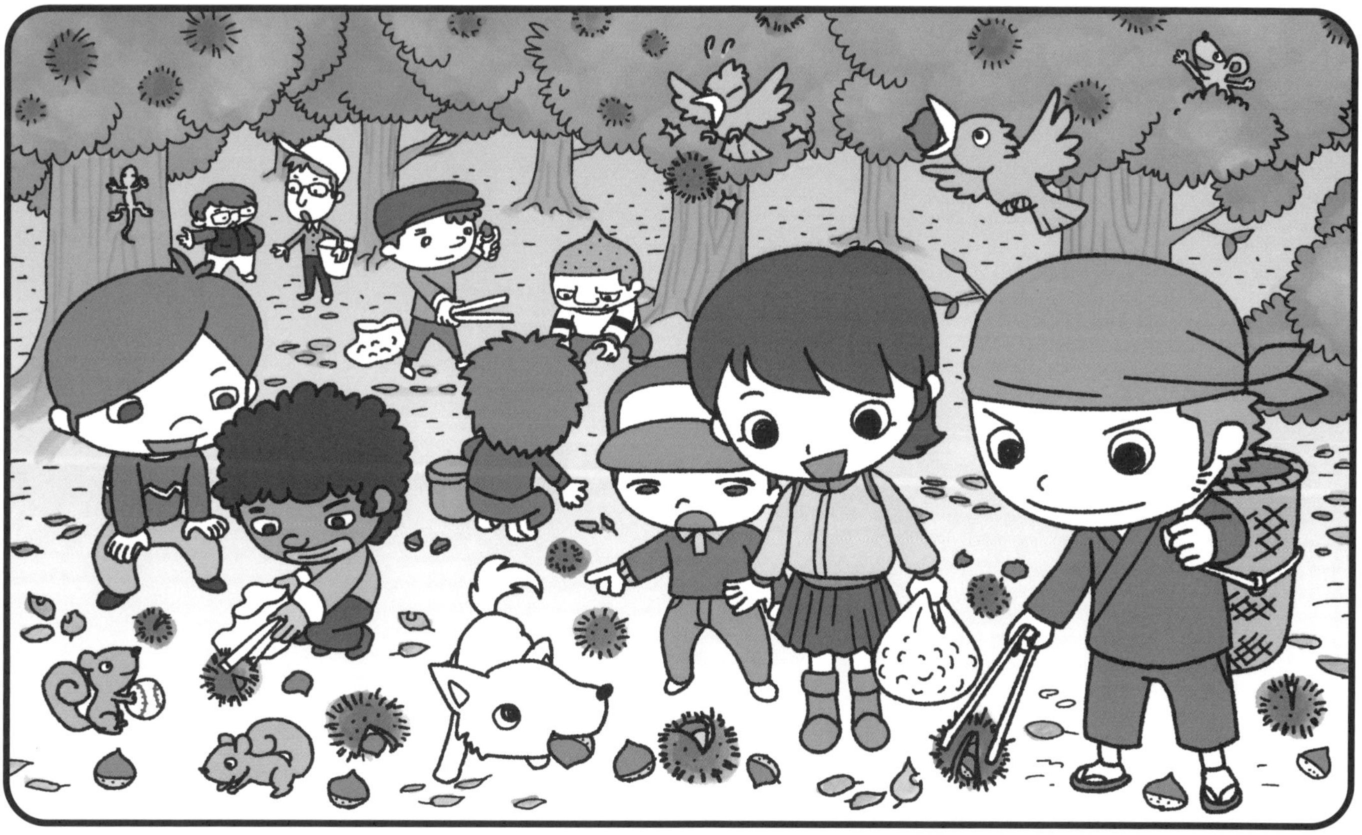

解答⇨ 93ページ

中級
47
日本の
歴史&風景

点つなぎ

点の数：268

現れた風景をⒶ〜Ⓒから選んでください。

Ⓐ月見
Ⓑ花見
Ⓒ雪見

解答欄

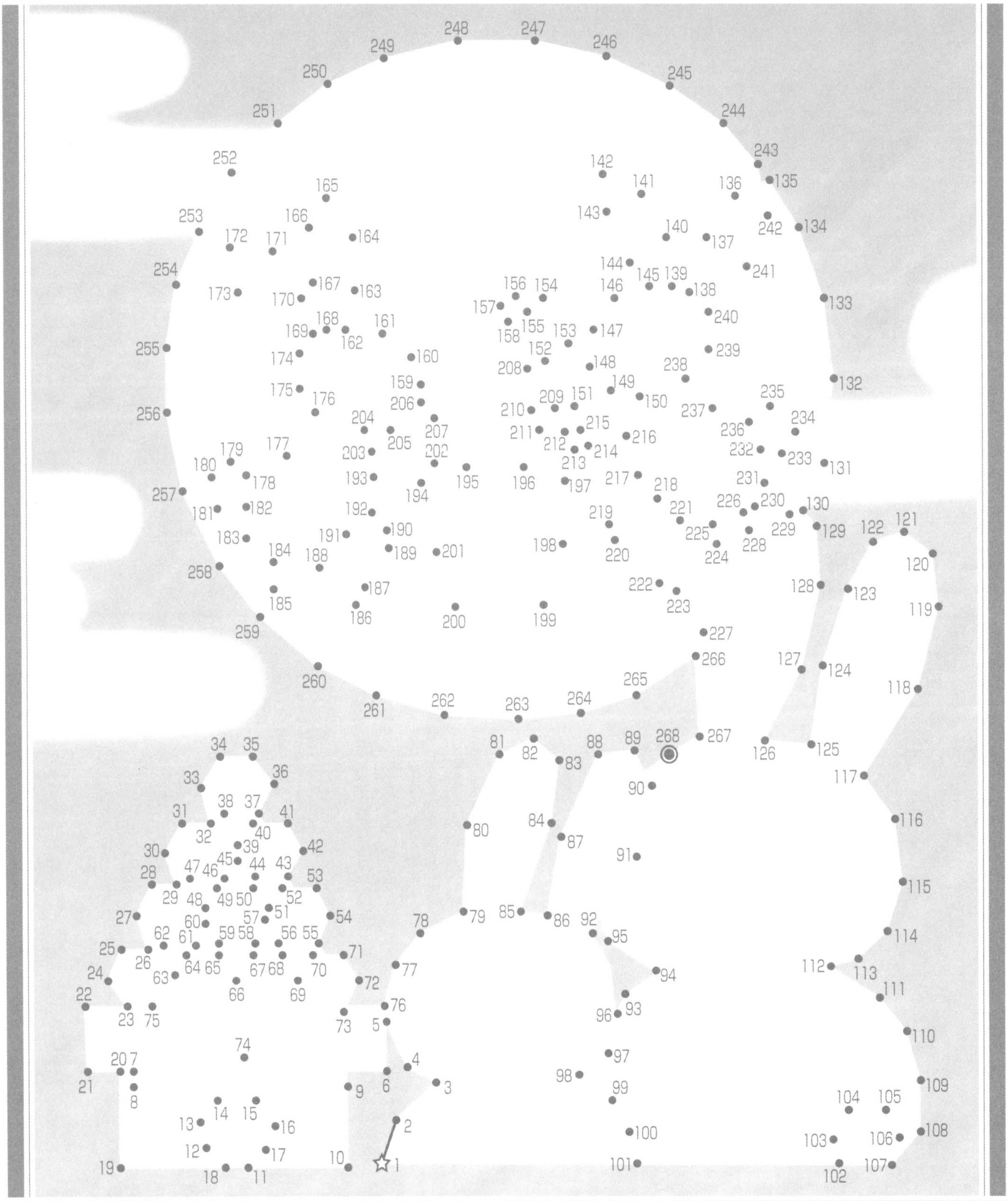

解答⇨ 93 ページ

中級
48

パズルぬり絵「筋トレ」

筋力の維持向上や筋肥大を目的とした運動。自重を利用したり、マシンを使ってトレーニングをします。

使う色　①白　②黄色　③薄橙　④赤茶色　⑤ねずみ色
⑥黒　⑦橙　⑧群青色　⑨薄青　⑩赤

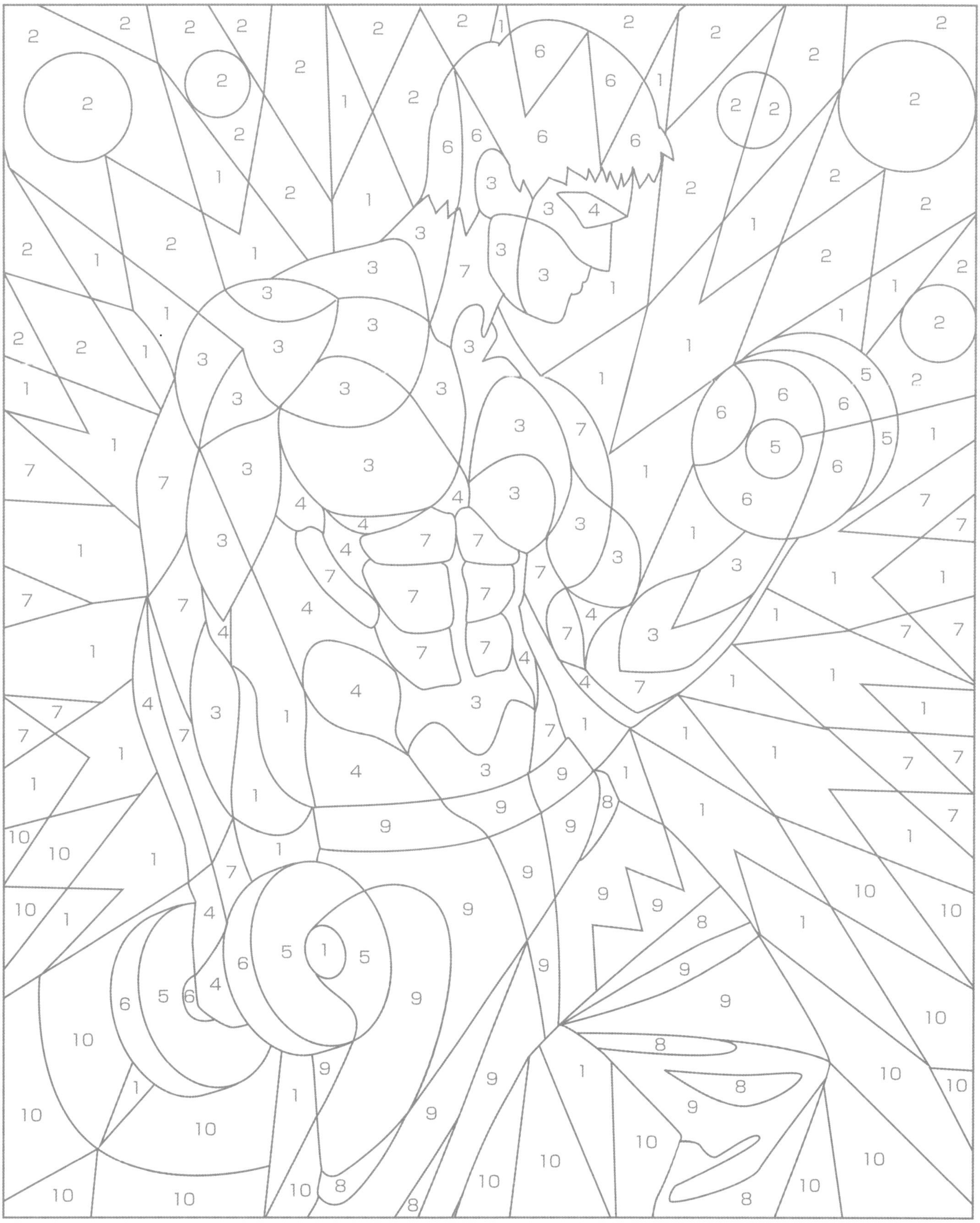

解答⇨ 93 ページ

中級
49
日本の
歴史&風景

点つなぎ

点の数：284

現れた日本神話の神様はどれでしょう？

Ⓐ天照大御神
Ⓑ須佐之男命
Ⓒ月読命

解答欄

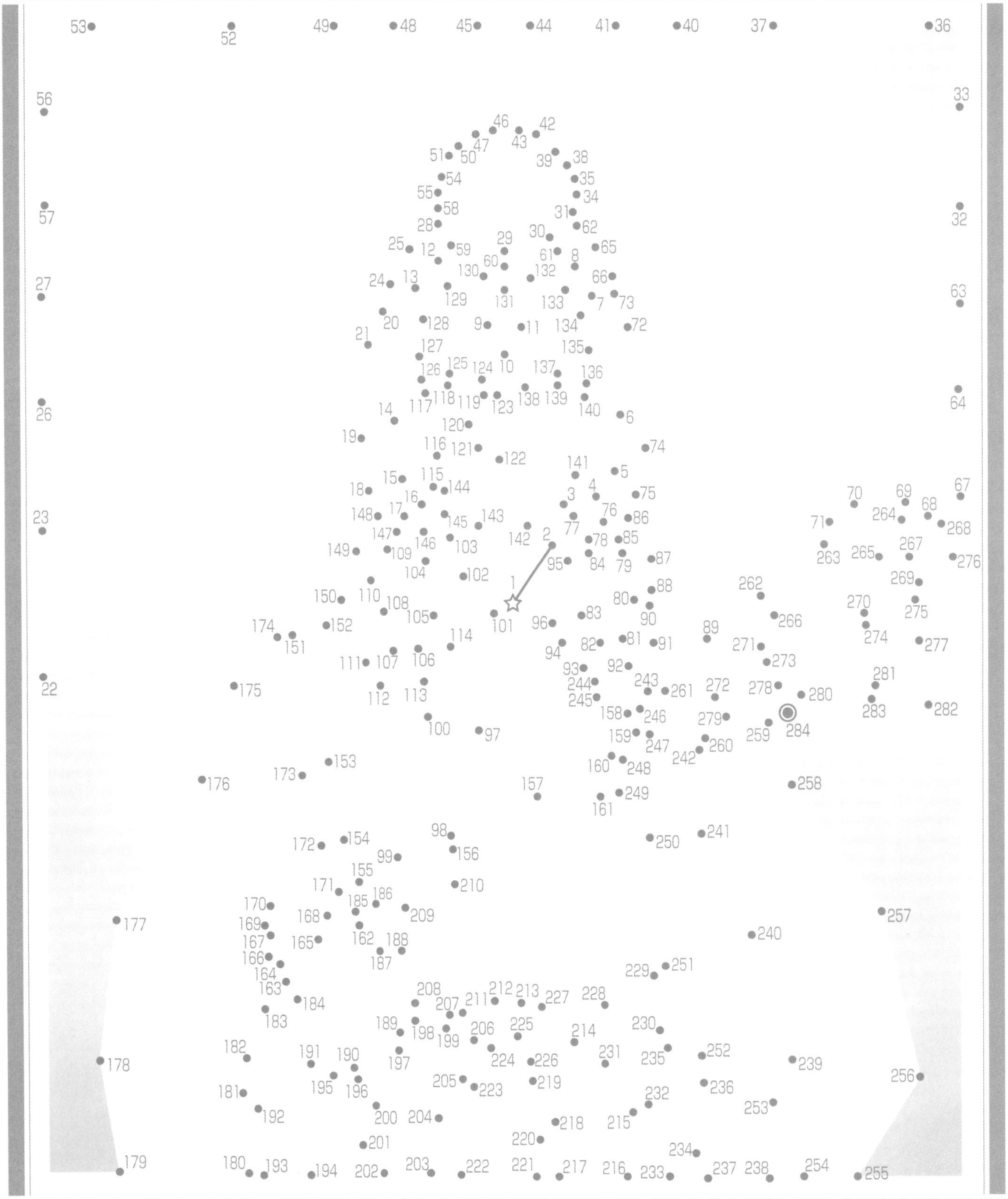

解答⇨ 94 ページ

中級
50

おなじ物探し「調理器具」

下の例とまったくおなじ組み合わせの絵を、Ⓐ～Ⓘの中から選んで答えてください。

例

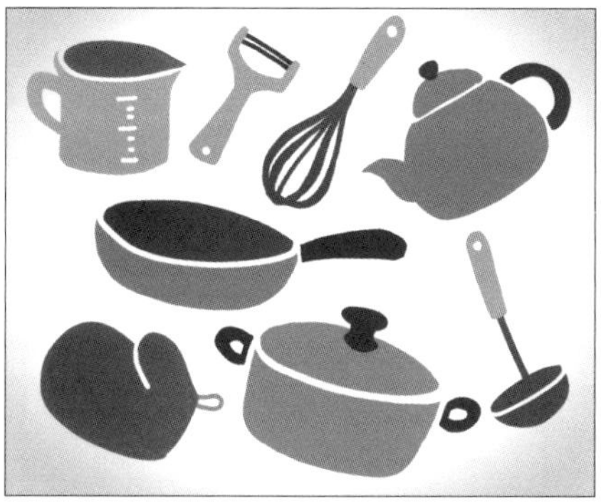

解答欄

Ⓐ

Ⓑ

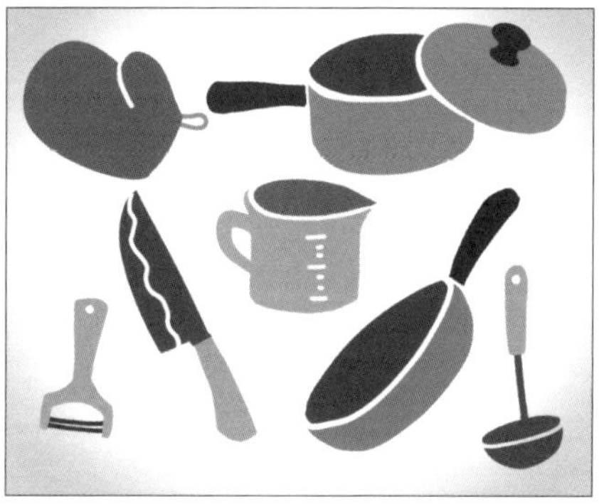

Ⓒ

Ⓓ

Ⓔ

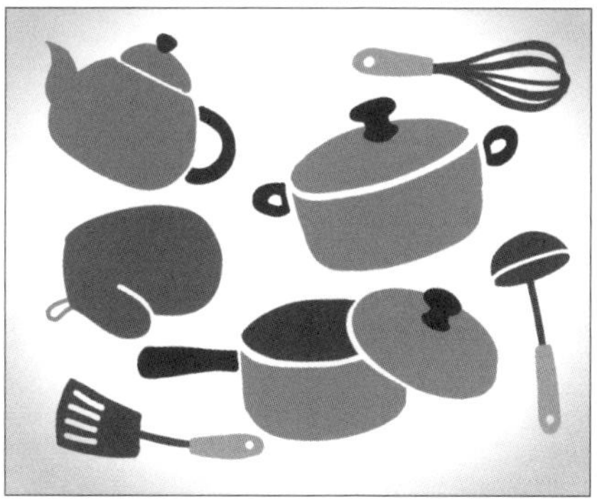

Ⓕ

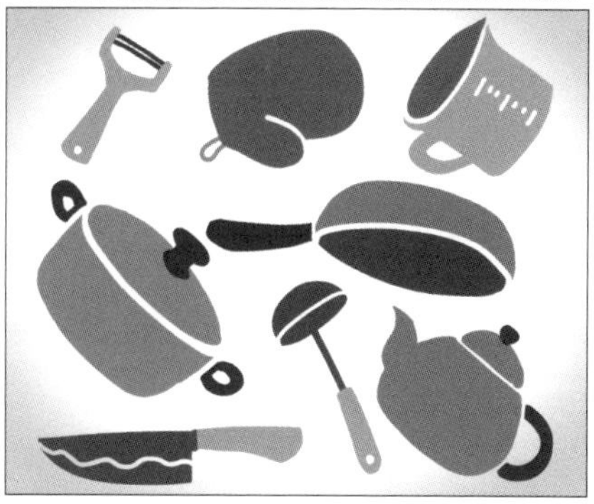

Ⓖ

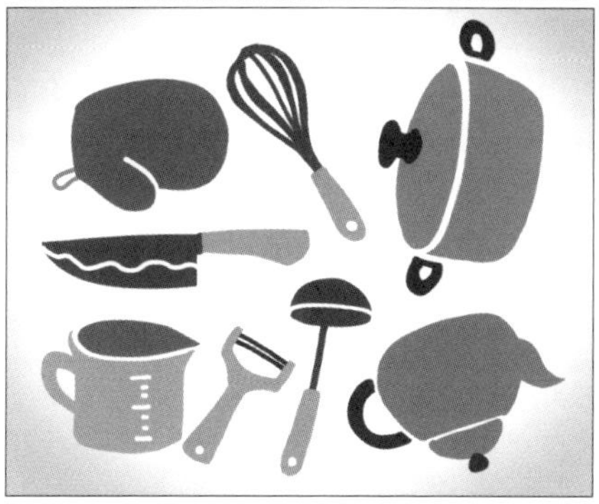

Ⓗ

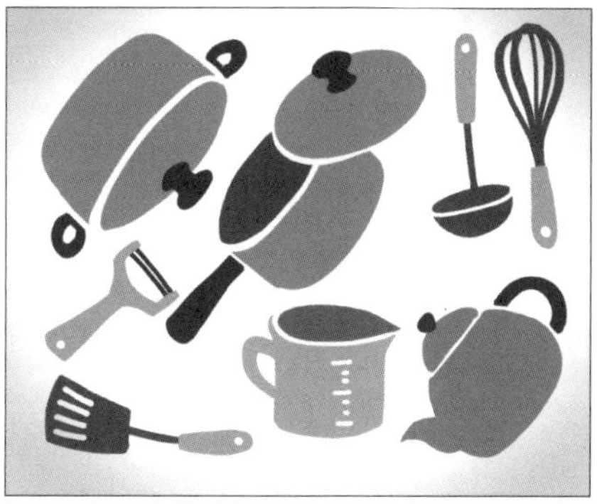

Ⓘ

解答⇨ 94 ページ

中級
51

スペシャルパズル「サムメイズ」

スタートからゴールまで、通る数字の合計が10になるように進んでください。一度通った道や黒マスは通れません。ゴールしたら、Aのマスを通ったかどうか答えてください。

解答欄

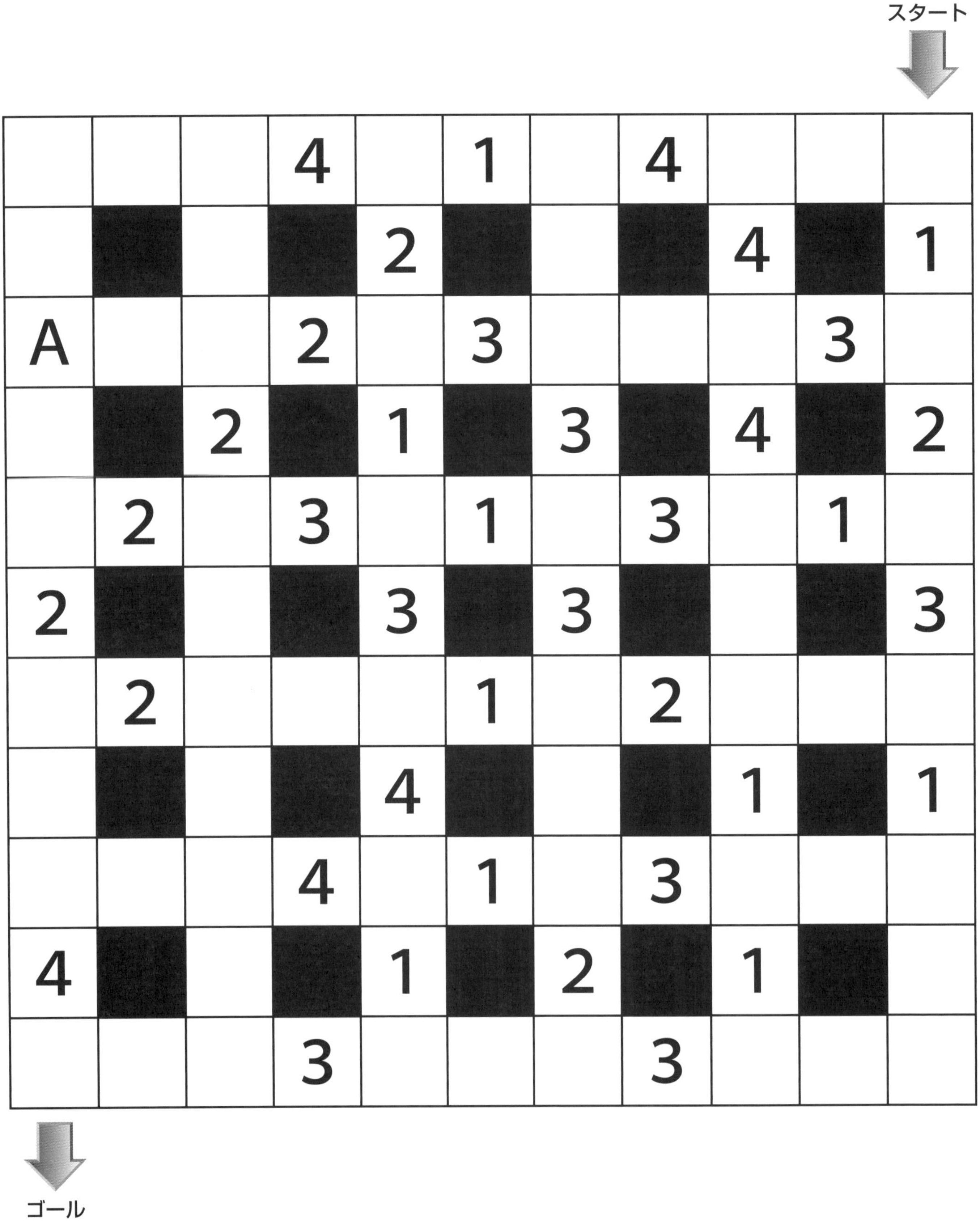

解答⇨ 94 ページ

上級編

全29問

難しい問題は1日で終わらせなくても大丈夫。
無理のないように自分のペースで進めましょう！

上級
52
動植物

点つなぎ

点の数：319

現れた動物はⒶ～Ⓒのどれでしょう？

Ⓐロバ
Ⓑアルパカ
Ⓒヒツジ

解答欄

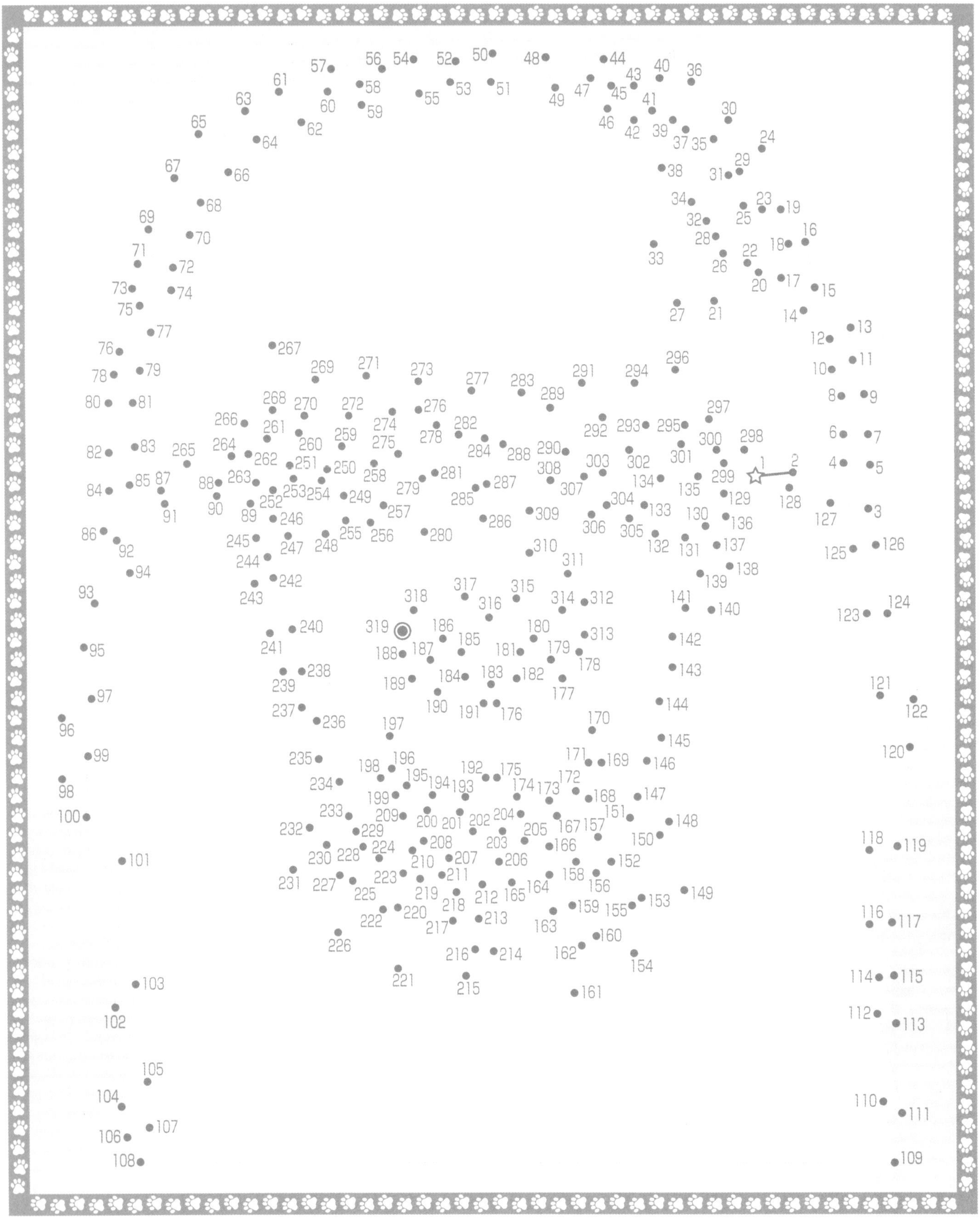

解答⇨ 94 ページ

上級
53

パズルぬり絵「金魚鉢」

明治時代に朝顔をモチーフにガラス製のものが作られました。それまでは陶器に入れて上から観賞していたそうです。

使う色 ①薄青 ②緑 ③水色 ④白 ⑤青 ⑥赤 ⑦黄緑 ⑧薄水色 ⑨藍色 ⑩藤色 ⑪桃色

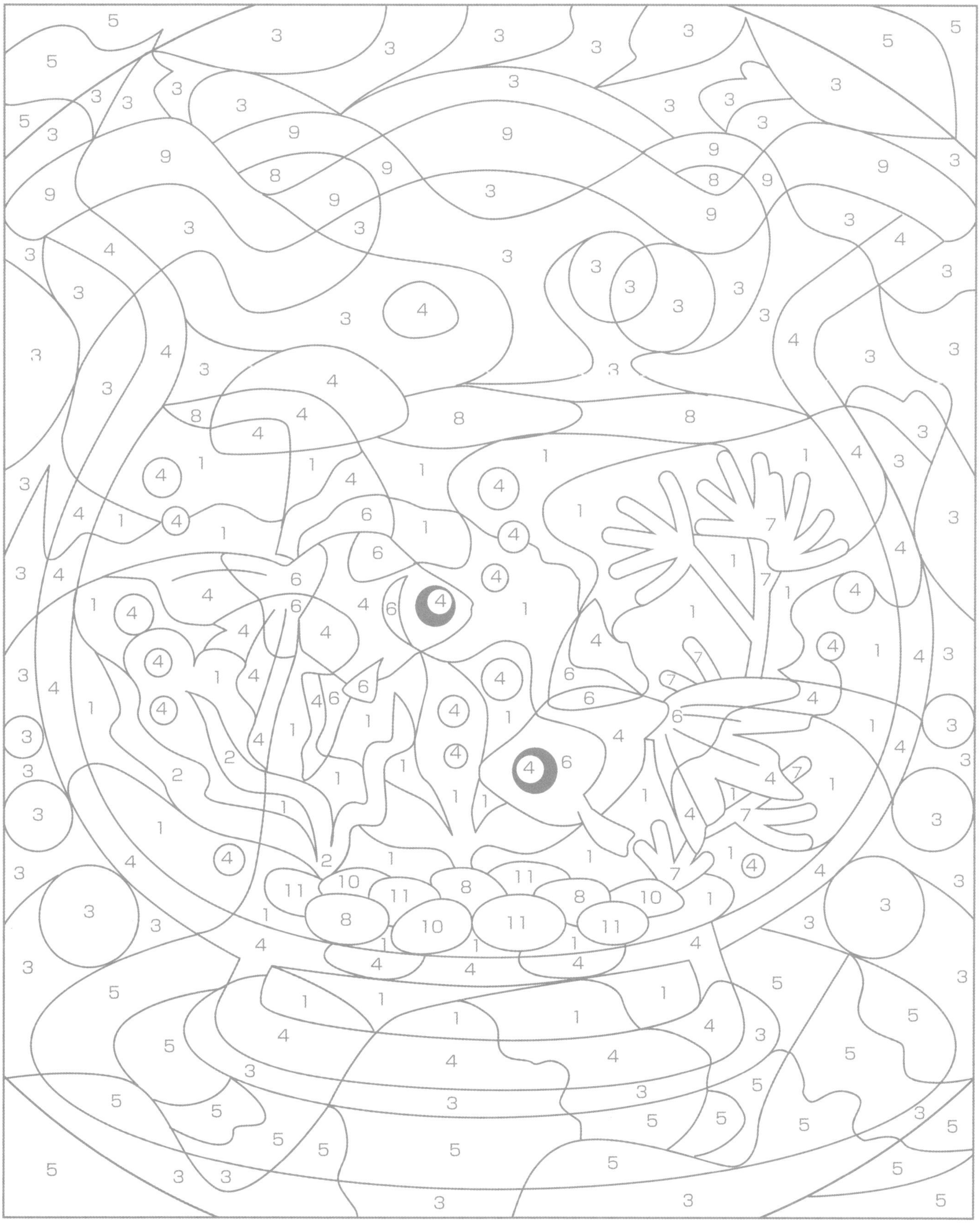

解答⇨ 94 ページ

上級

54

名作映画

点つなぎ

点の数：295

現れたのはⒶ～Ⓒのうち、どの映画でしょう？

Ⓐローマの休日
Ⓑ麗しのサブリナ
Ⓒティファニーで朝食を

解答欄

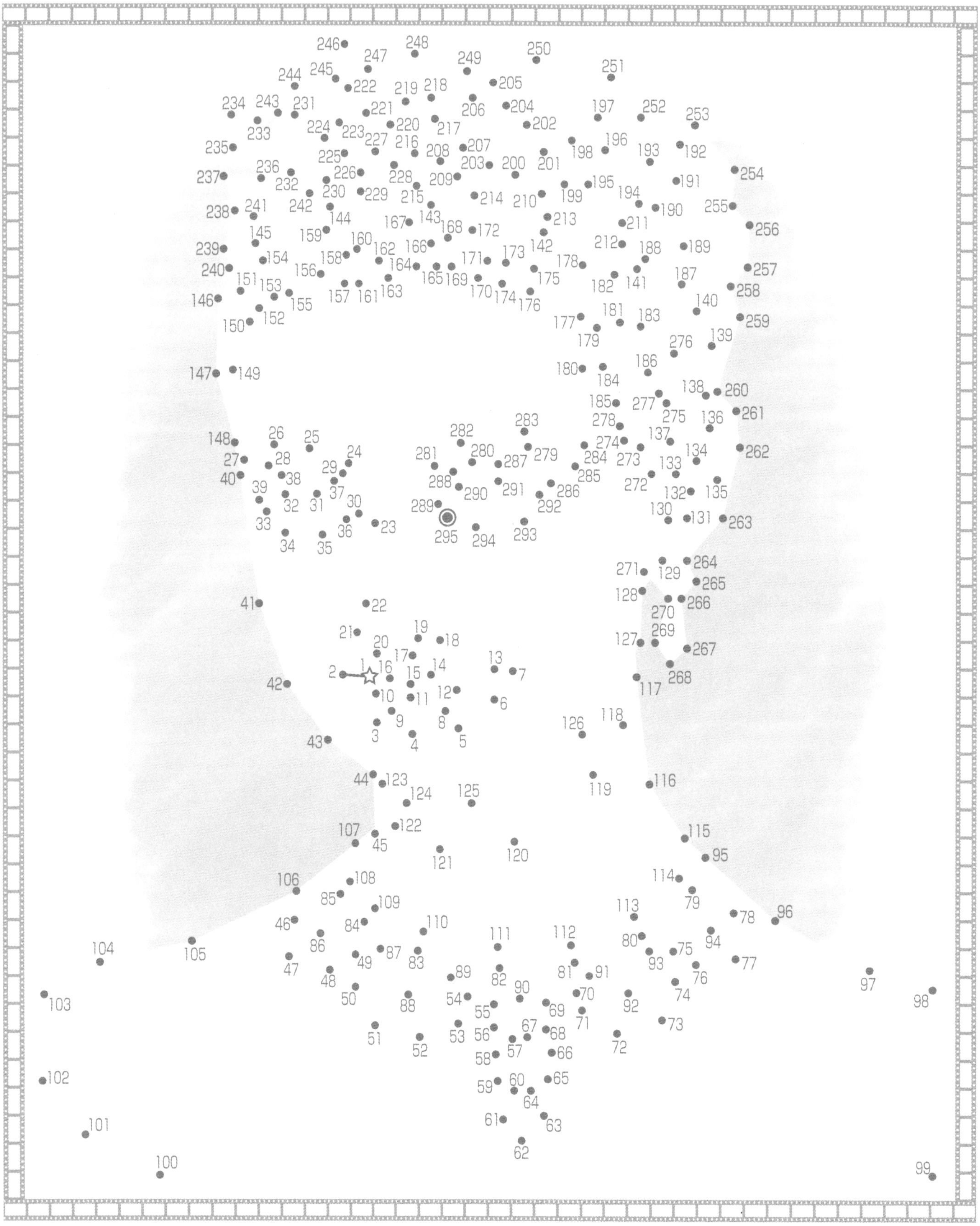

解答⇨ 94 ページ

上級
55

まちがい探し「峠の茶屋」

上と下の絵で異なる箇所が５個あります。エリア表Ａ～Ｆの中で、まちがいのないエリアを見つけてください。

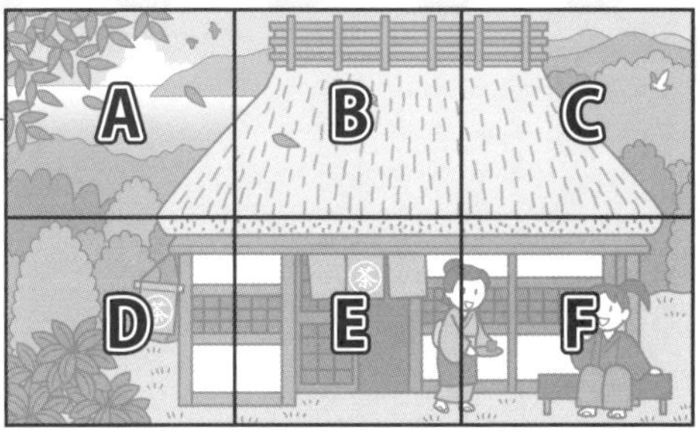

解答欄

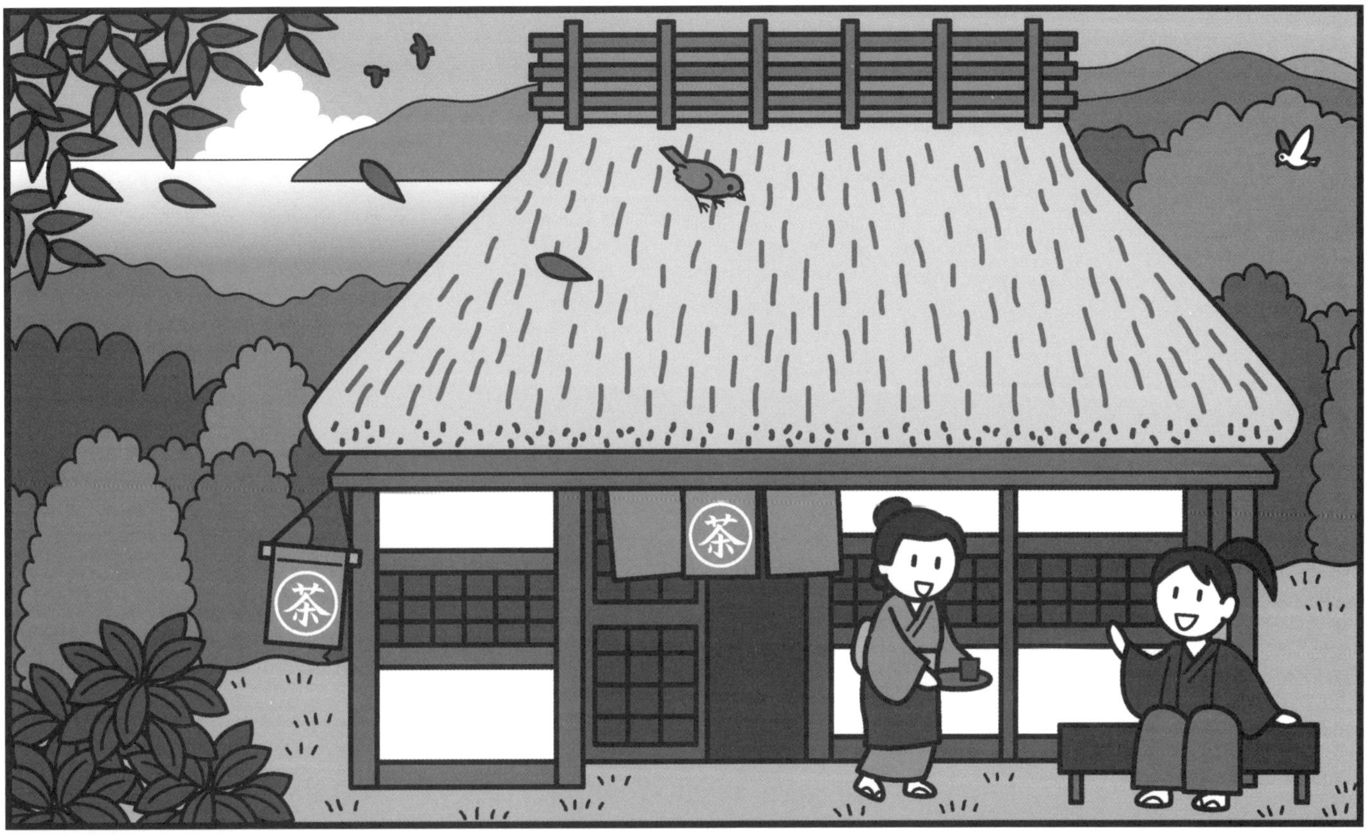

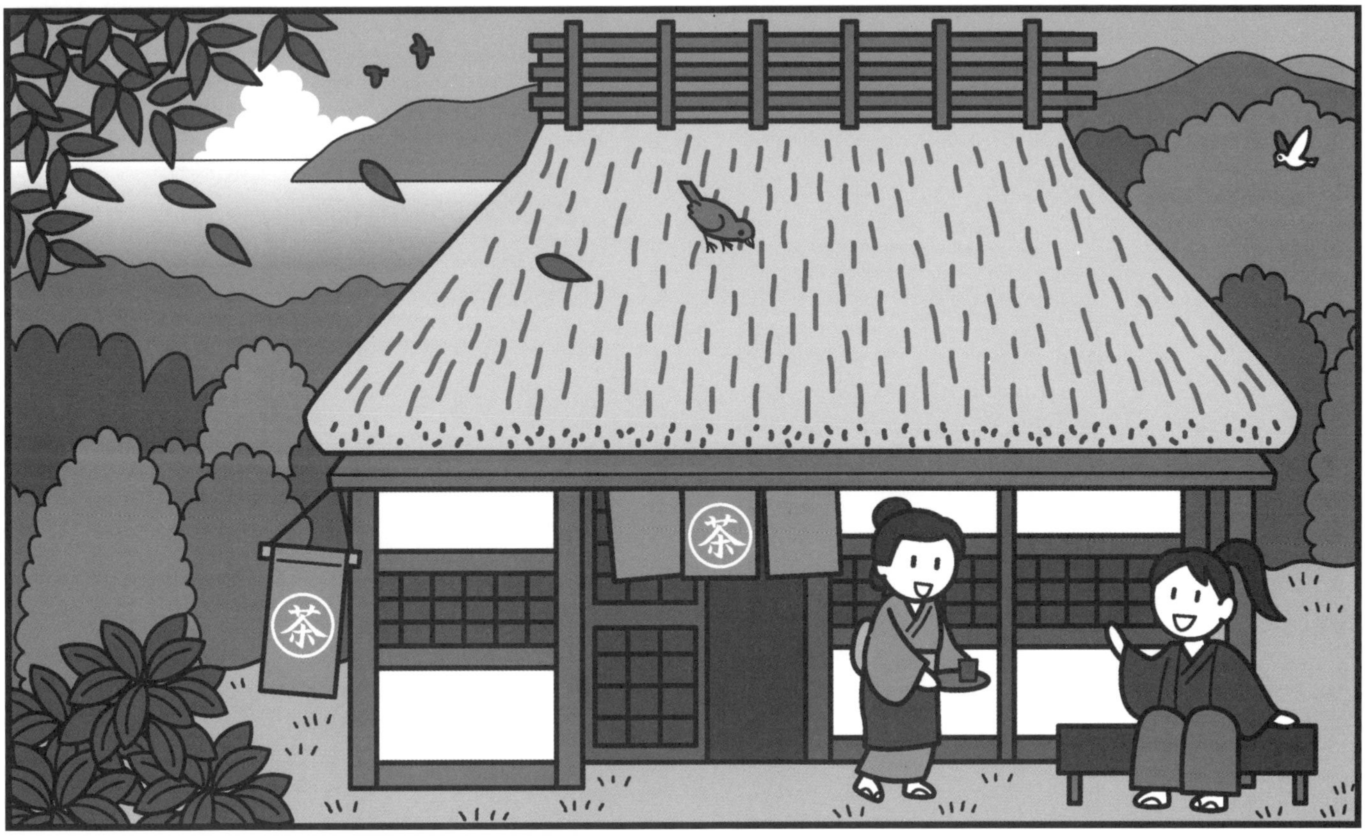

解答⇨ 94 ページ

上級

56

世界遺産

点つなぎ

点の数：296

浮かびあがる像は次のうちどれでしょう？

Ⓐマダラの騎士像
Ⓑ自由の女神像
Ⓒモアイ像

解答欄

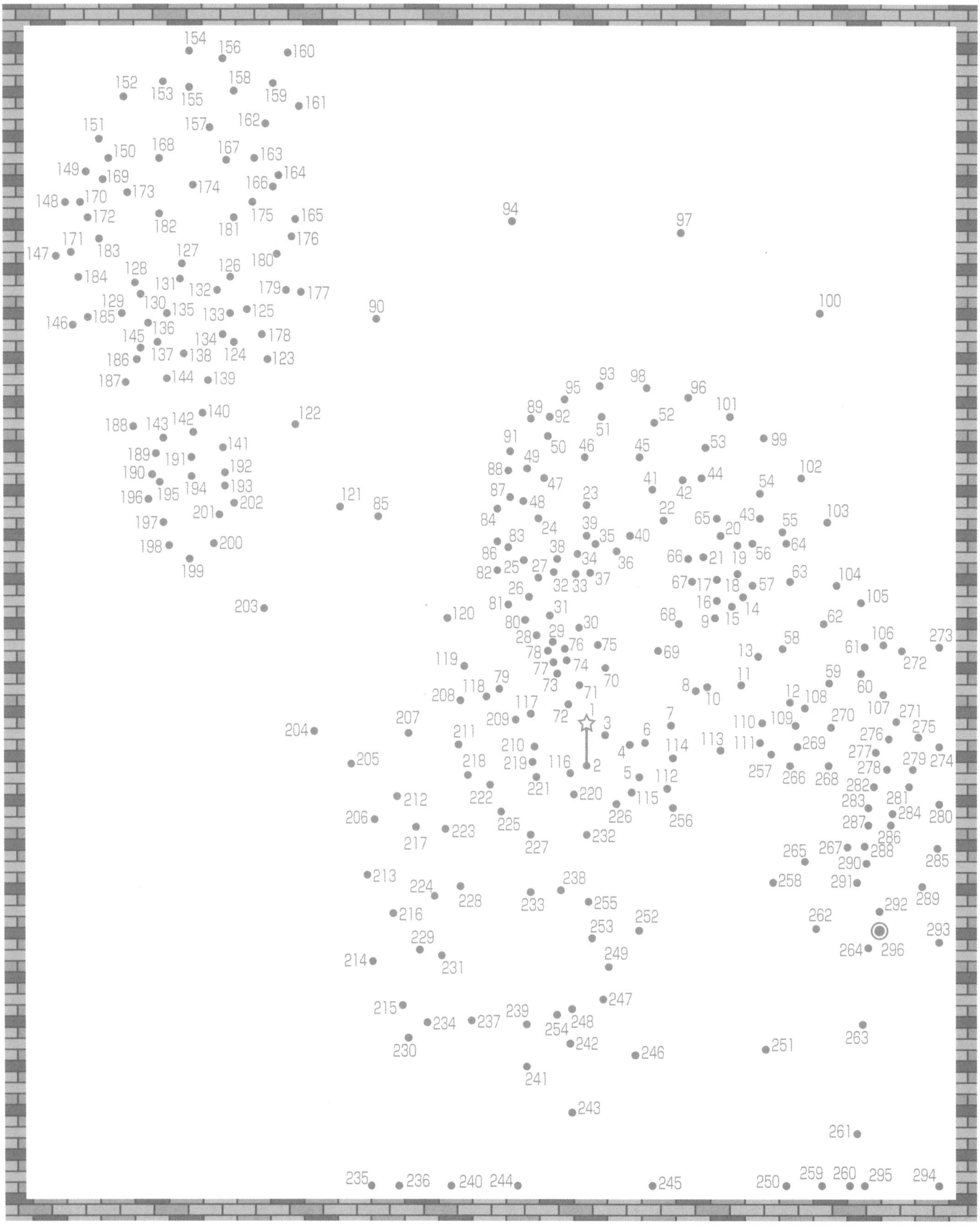

解答⇨ 94 ページ

上級
57

迷路「太古の世界」

スタートからゴールまで正しいルートをぬりつぶすと絵が浮かびあがります。Ⓐ～Ⓒのうちどれでしょう？

Ⓐ火山　Ⓑシダ植物　Ⓒ恐竜

解答欄

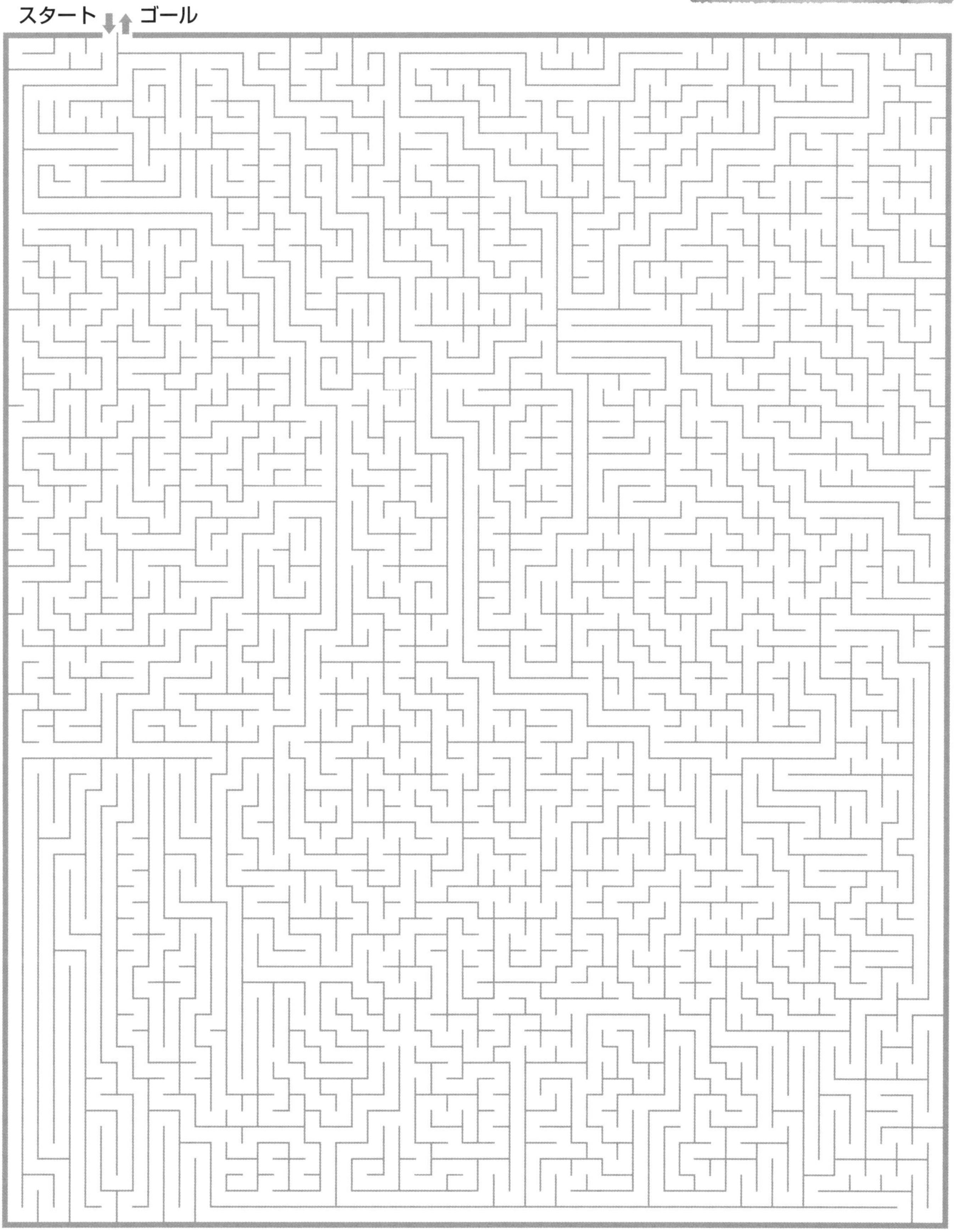

解答⇨ 94 ページ

上級
58
日本の
歴史&風景

点つなぎ

点の数：298

Ⓐ～Ⓒの中から、現れた風景を答えてください。

Ⓐ教会の雪景色
Ⓑ高層ビルの雪景色
Ⓒお寺の雪景色

解答欄

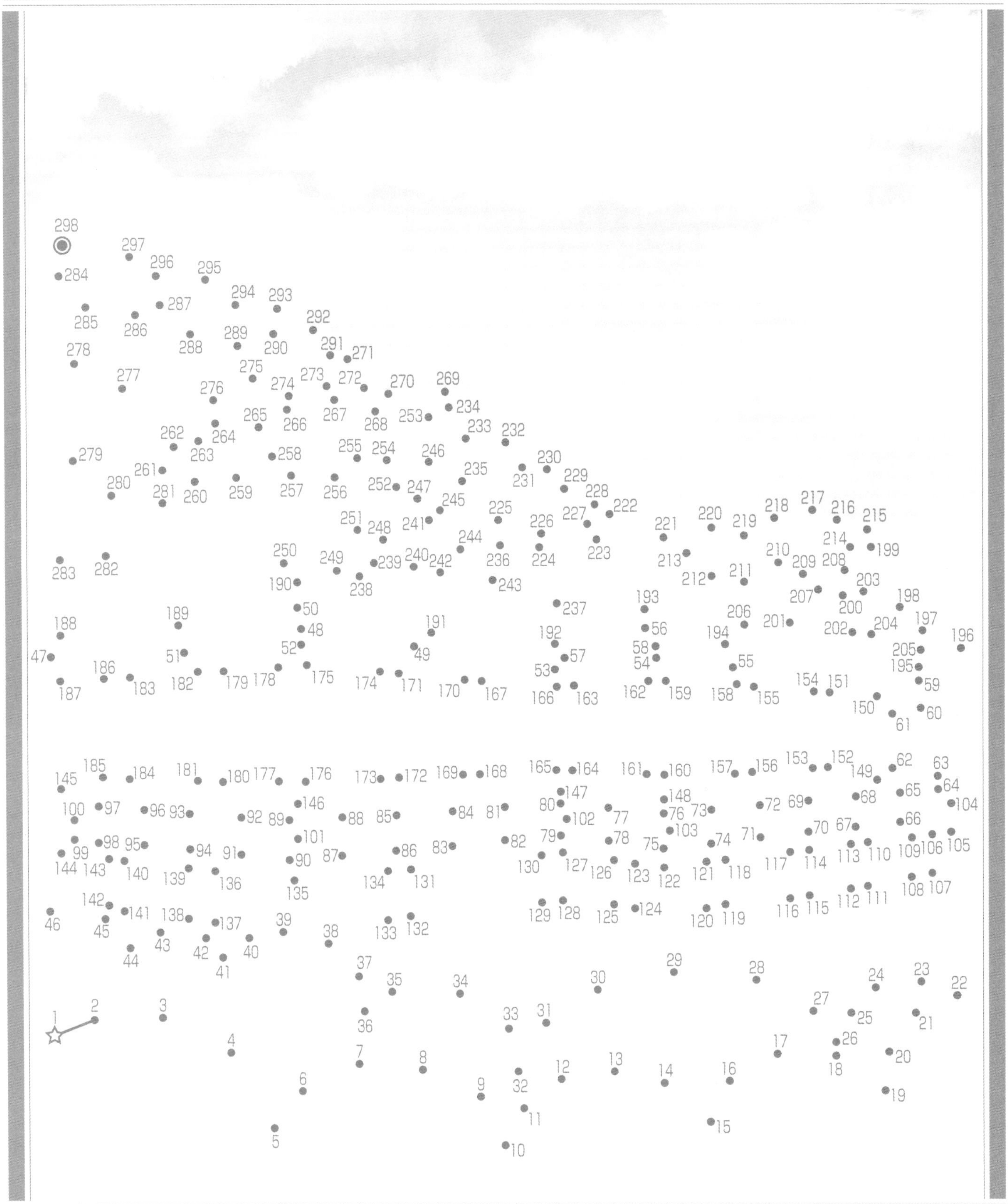

解答⇨ 95 ページ

上級
59

パズルぬり絵「トラの親子」

「子を思うて千里を帰る」とも言われるネコ科の動物。鬼のパンツといえば、トラ柄ですね。

使う色　①黒　②ねずみ色　③黄緑　④白　⑤松葉色　⑥橙色　⑦黄色　⑧薄ねずみ色　⑨黄土色　⑩茶色　⑪桃色

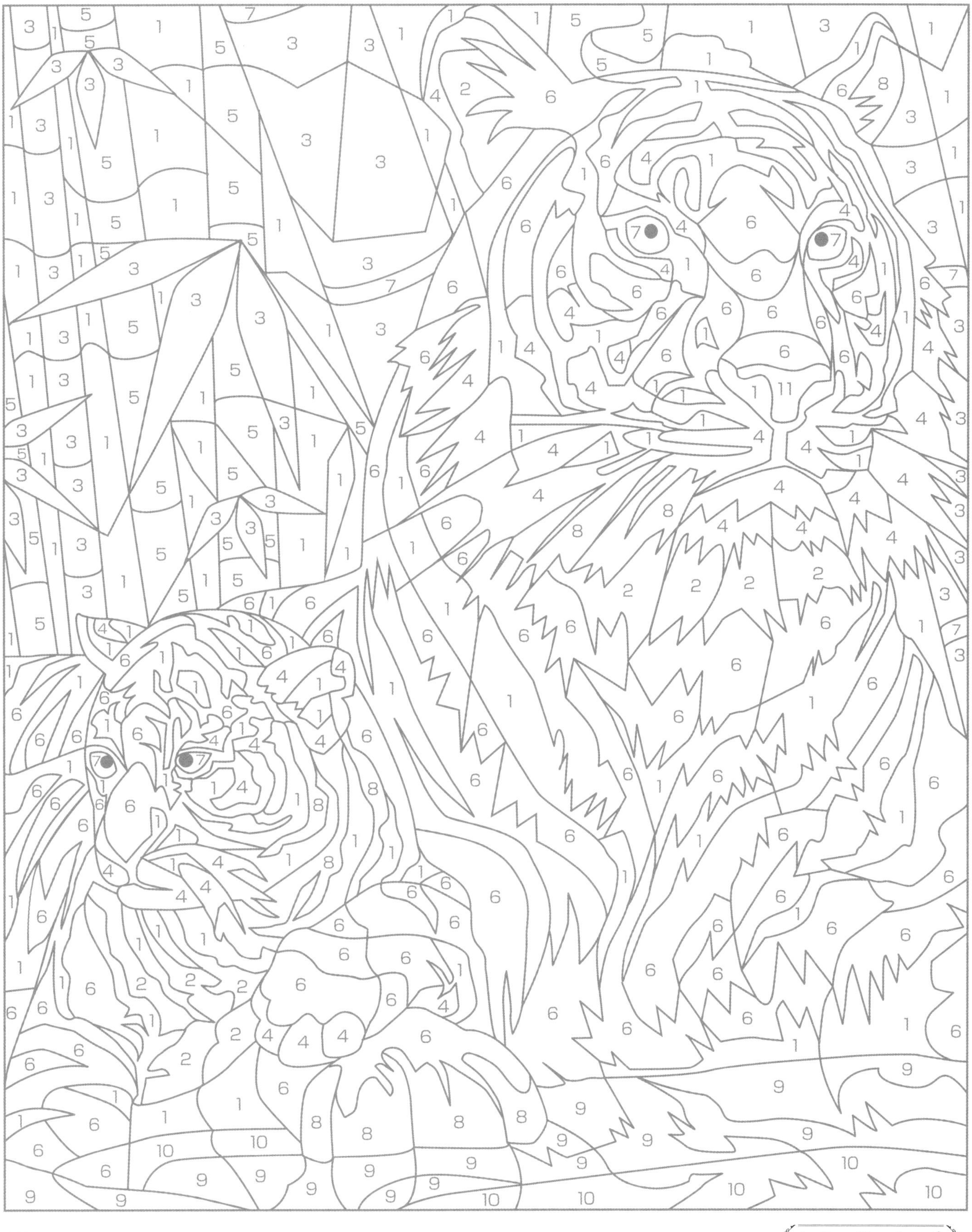

解答⇨ 95 ページ

上級
60
日本&
世界の芸術

点つなぎ

点の数：318

Ⓐ〜Ⓒのうち、現れた浮世絵を答えてください。

Ⓐビードロを吹く娘
Ⓑ寛政三美人
Ⓒ山姥と金太郎 盃

解答欄

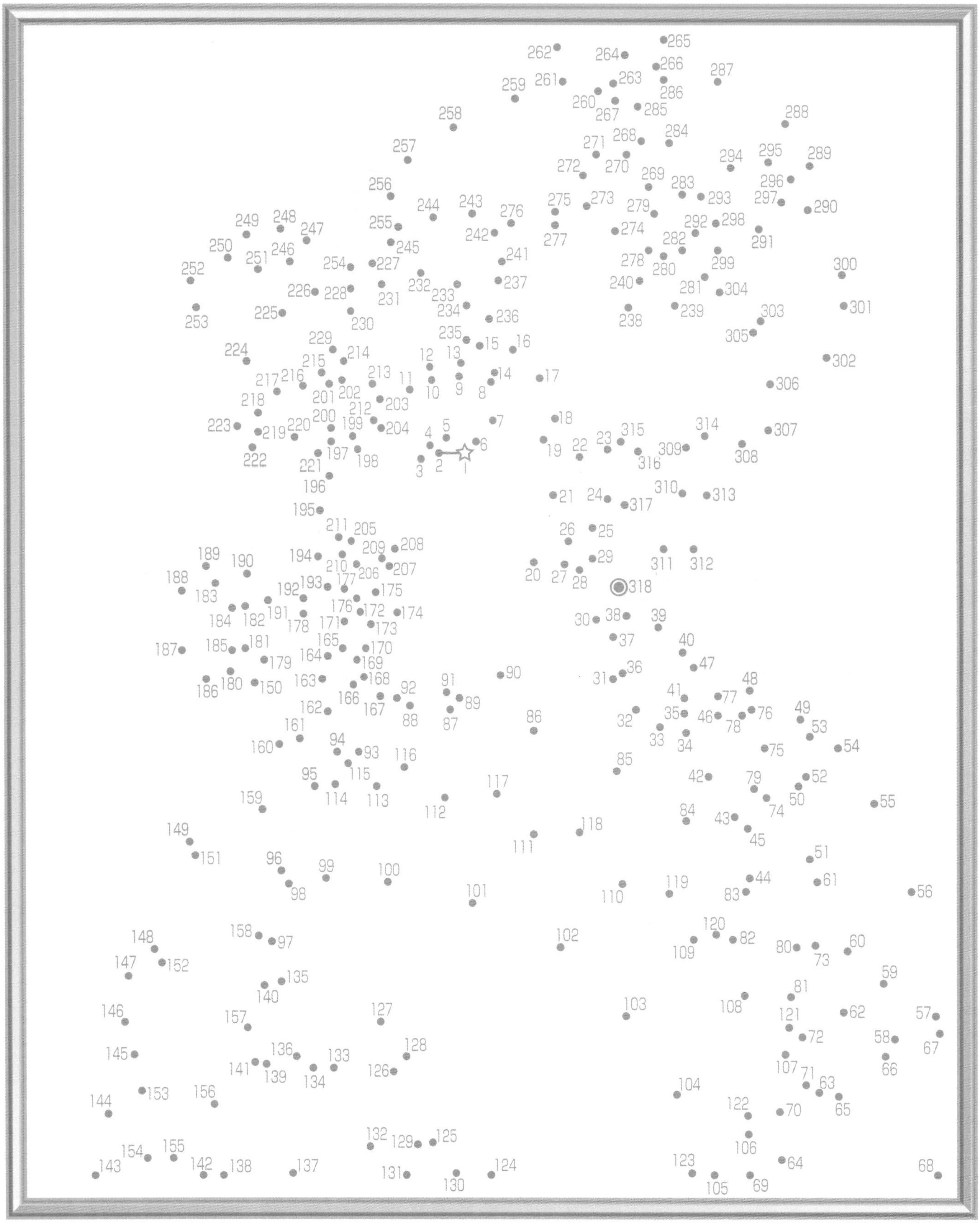

解答⇨ 95 ページ

上級
61

まちがいピース「幸福の木」

完成図とは絵が異なる、まちがったピースがあります。A～Hの中から選んで答えてください。

解答欄

〈パズル完成図〉

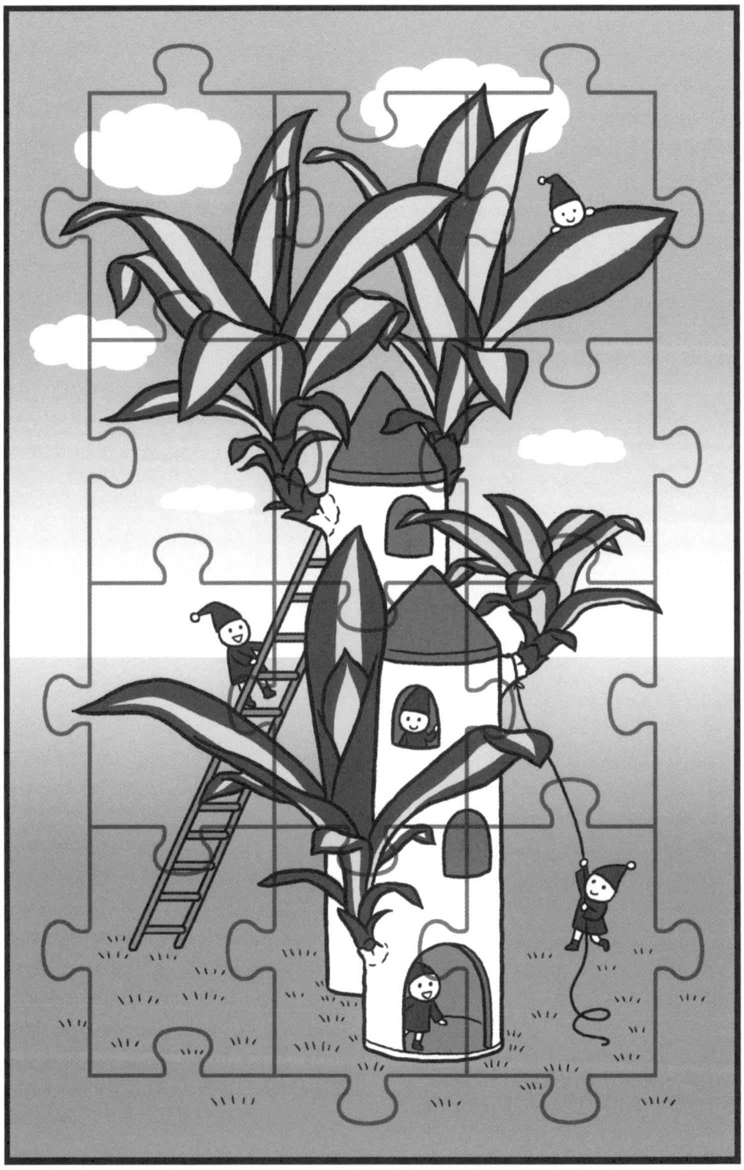

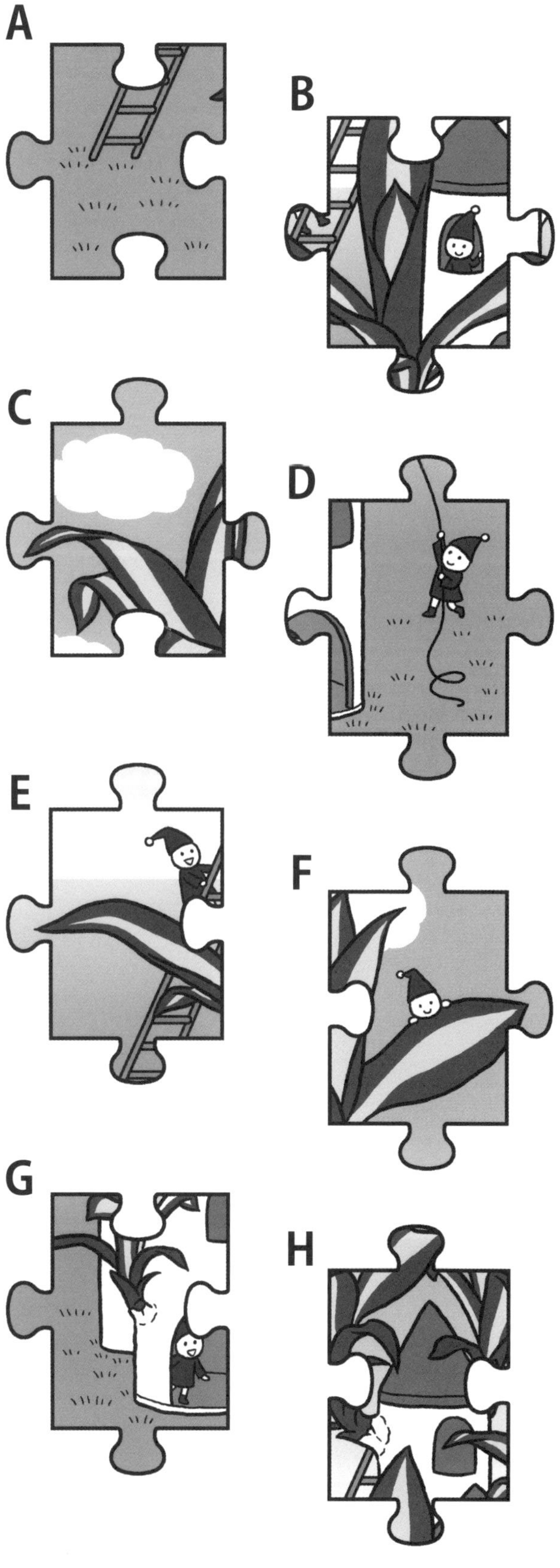

解答⇨ 95 ページ

上級
62
世界遺産

点つなぎ

点の数：322

完成した遺跡をⒶ～Ⓒの中から選んでください。

Ⓐキュレネ
Ⓑブトリント
Ⓒアンコール・ワット

解答欄

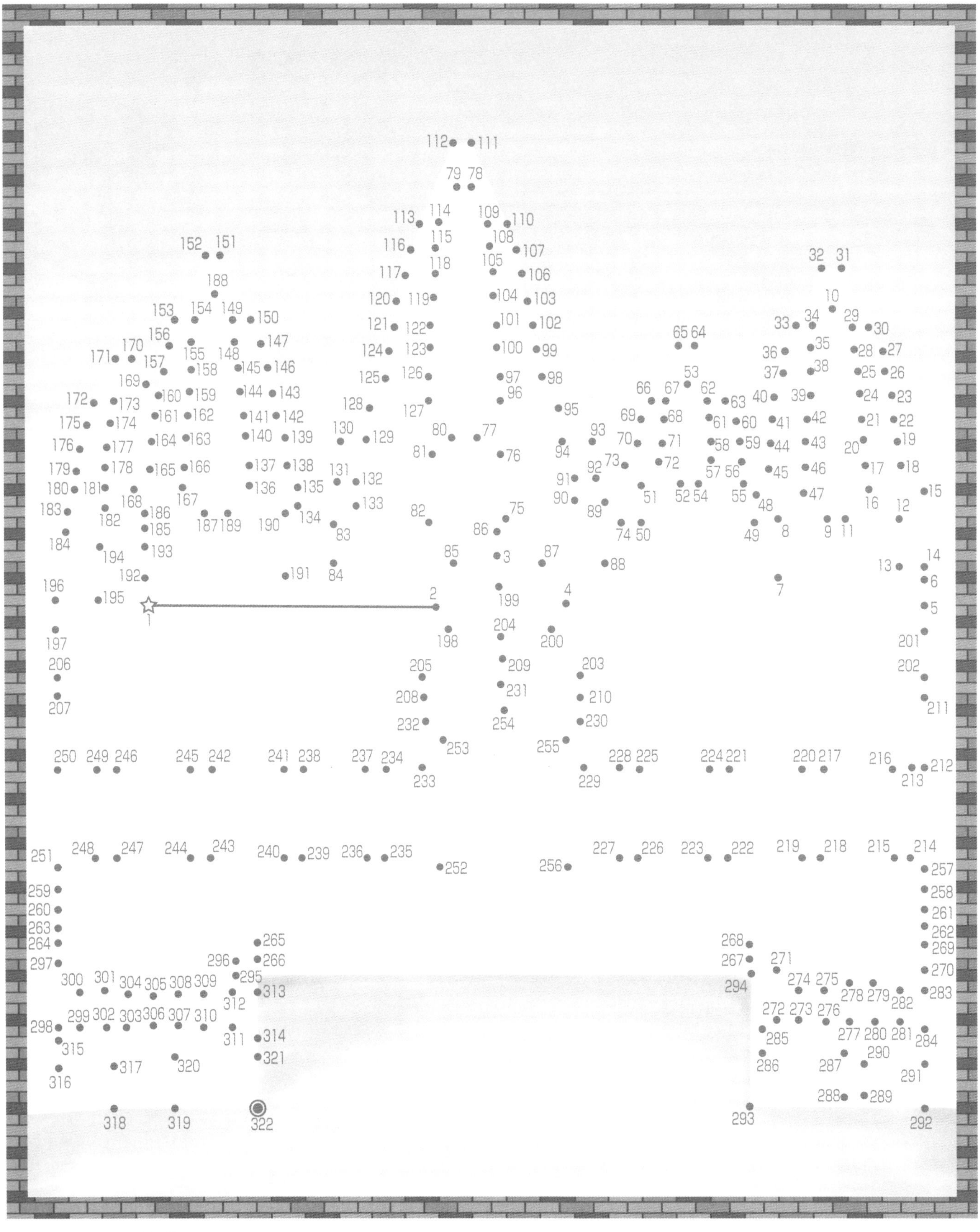

解答⇨95ページ

上級
63

パズルぬり絵「新幹線」

大部分の区間で時速200キロを超える高速鉄道。国鉄時代の昭和39年に初路線が開業しました。

使う色　①黒　②薄ねずみ色　③藍色　④黄色　⑤青　⑥橙色　⑦ねずみ色　⑧白　⑨薄水色　⑩深緑　⑪ときわ色

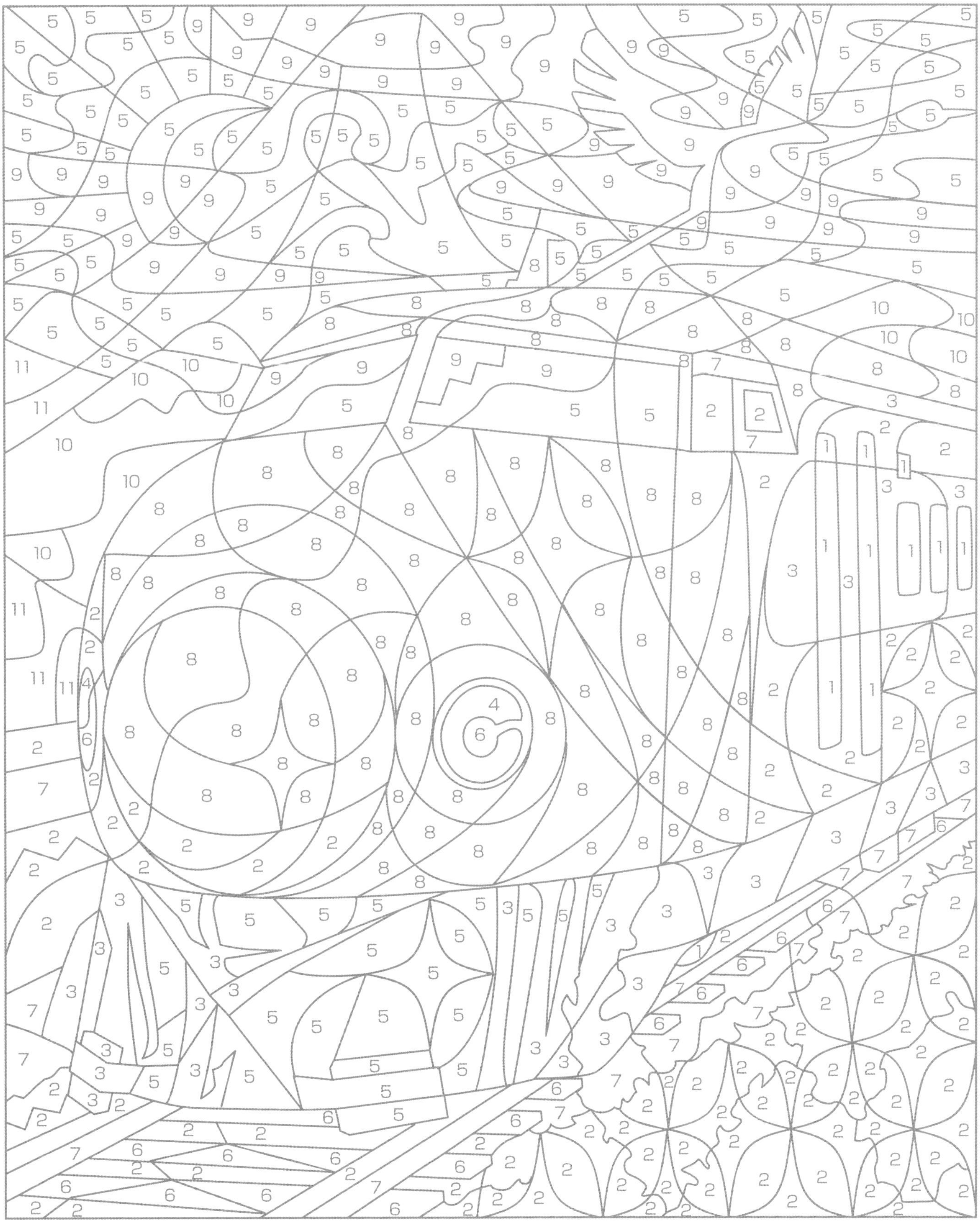

解答⇨ 95 ページ

点つなぎ

点の数：326

現れた浮世絵を作った絵師は、次のうち誰でしょう？

Ⓐ円山応挙
Ⓑ葛飾北斎
Ⓒ東洲斎写楽

解答欄

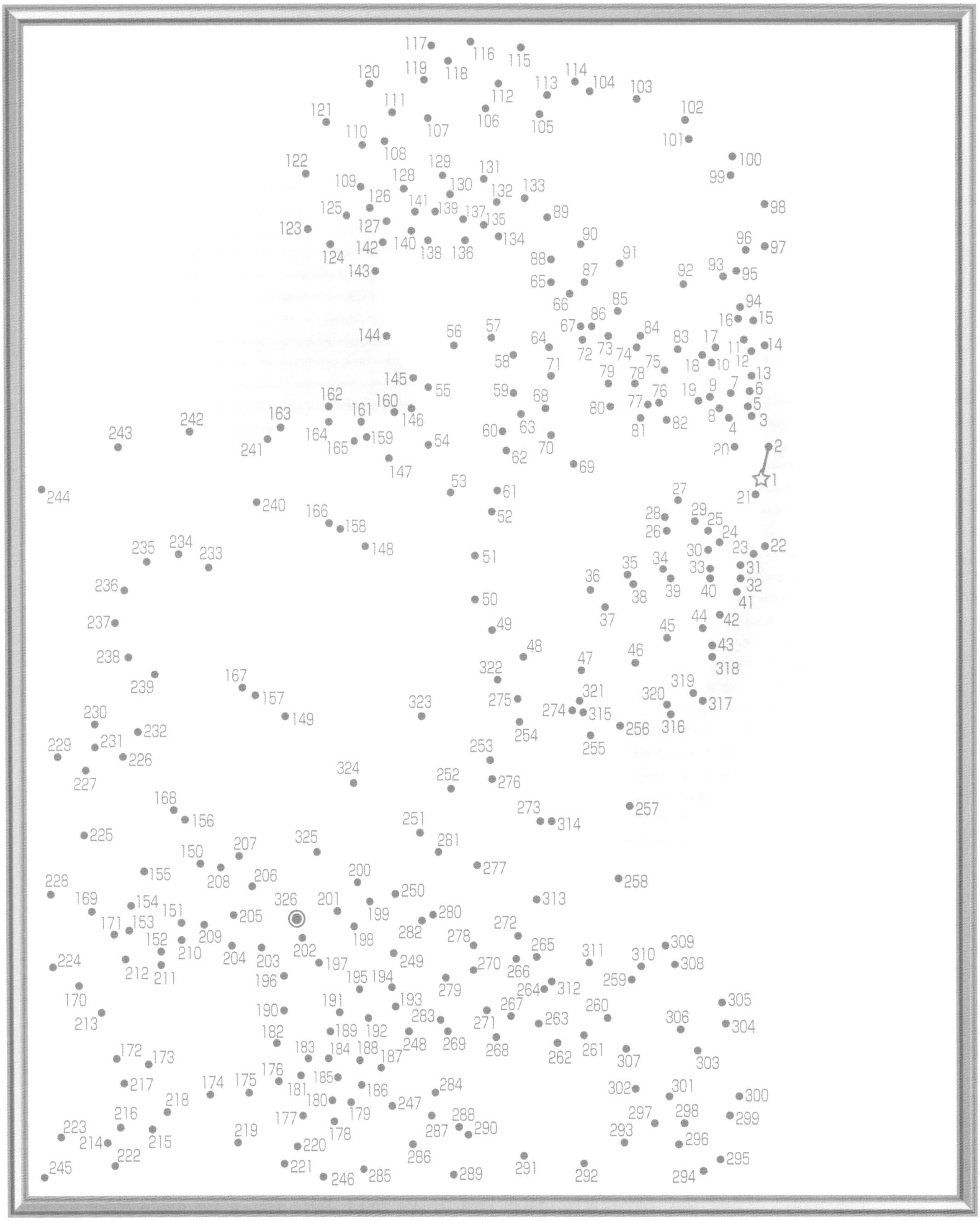

解答⇨ 95 ページ

上級

65

まちがい探し「雨の交差点」

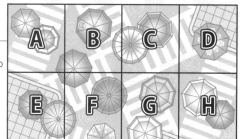

上と下の絵で異なる箇所が7個あります。エリア表A～Hの中で、まちがいのないエリアを見つけてください。

解答欄

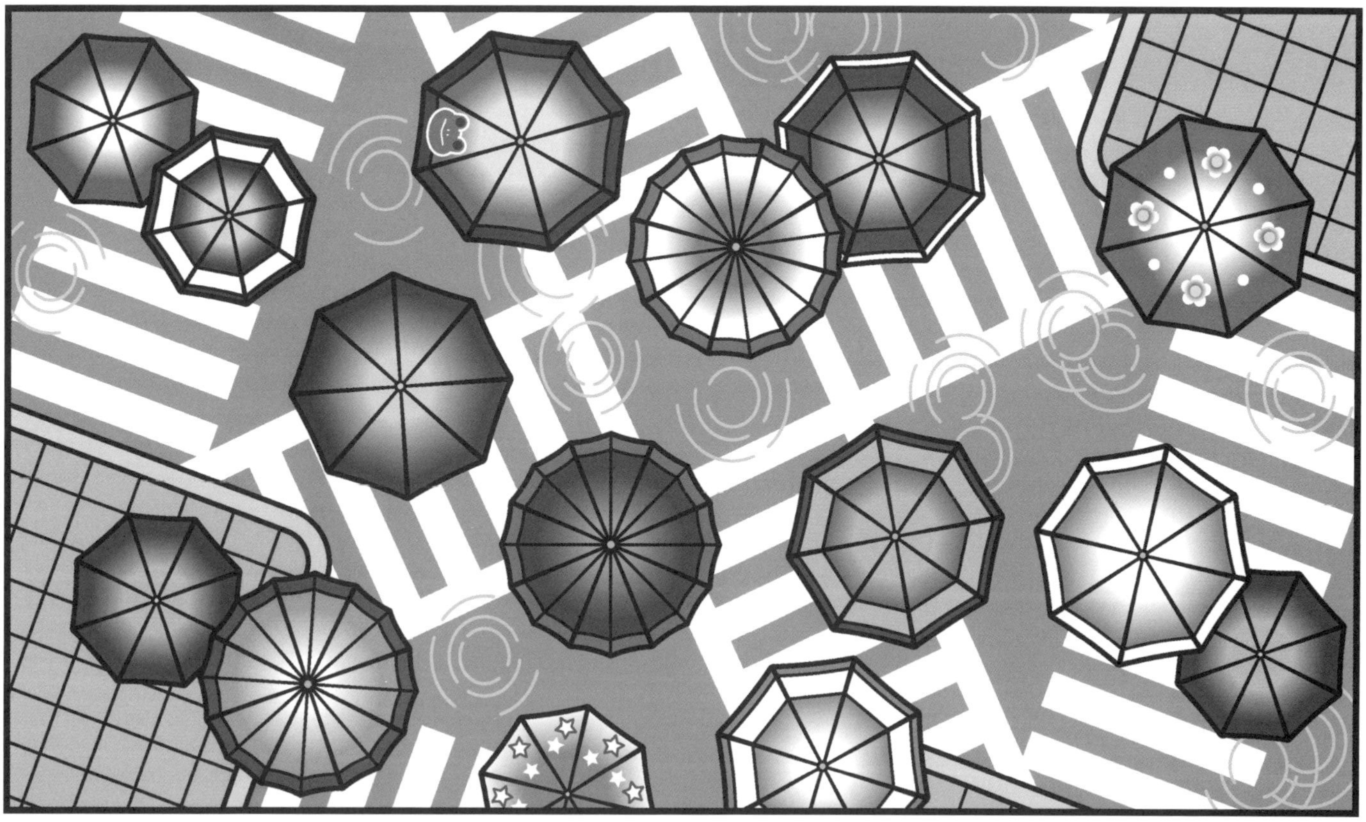

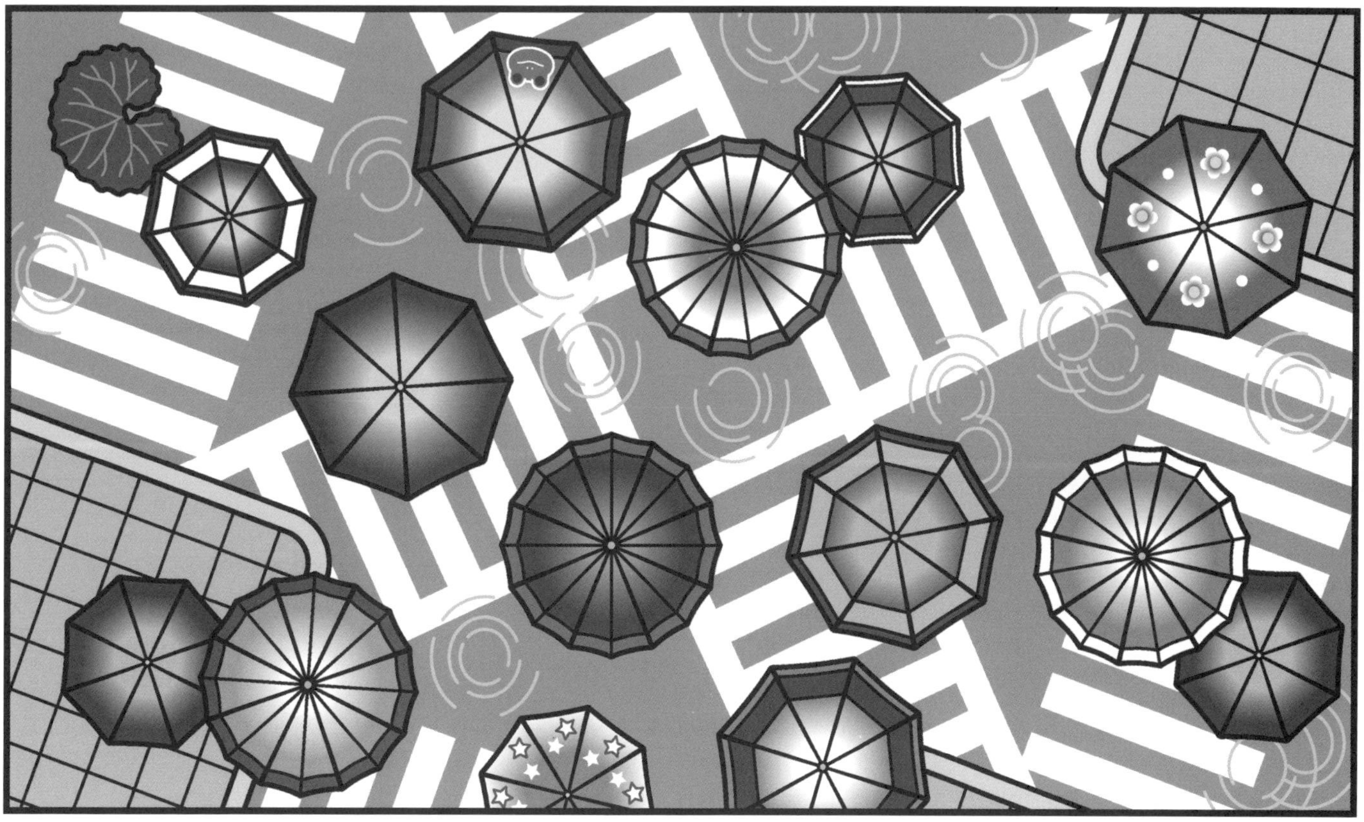

解答⇨ 95 ページ

上級
66
動植物

点つなぎ

点の数：331

Ⓐ～Ⓒのうち、どの花が現れるでしょう？

Ⓐアジサイ
Ⓑキク
Ⓒツツジ

解答欄

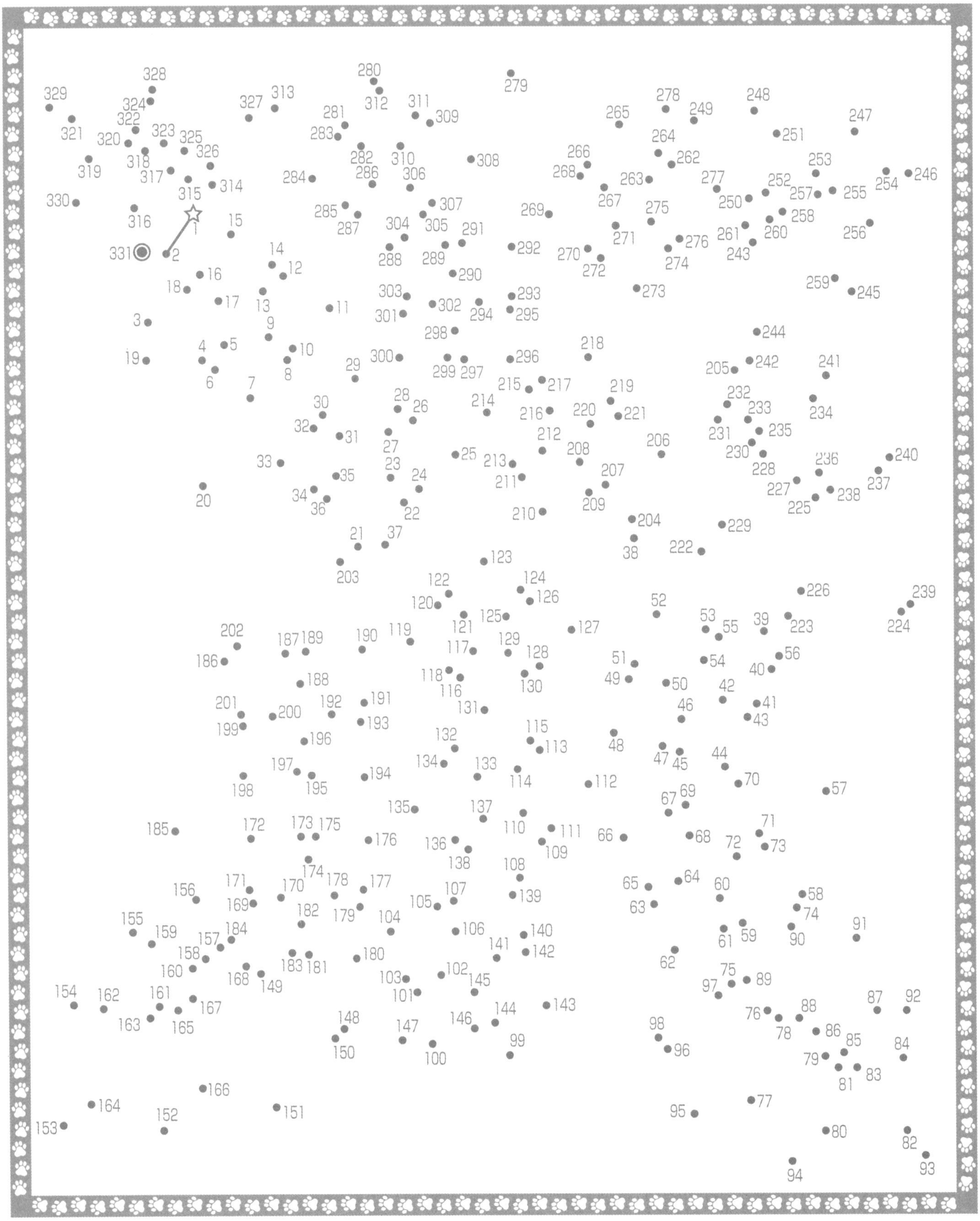

解答⇨ 95 ページ

上級
67

パズルぬり絵「教会」

世界最古の教会はエチミアジン大聖堂といい、世界で初めてキリスト教を国教としたアルメニアにあります。

使う色　①薄ねずみ色　②白　③藍色　④赤　⑤レモン色　⑥緑　⑦ねずみ色　⑧黄土色　⑨黄緑

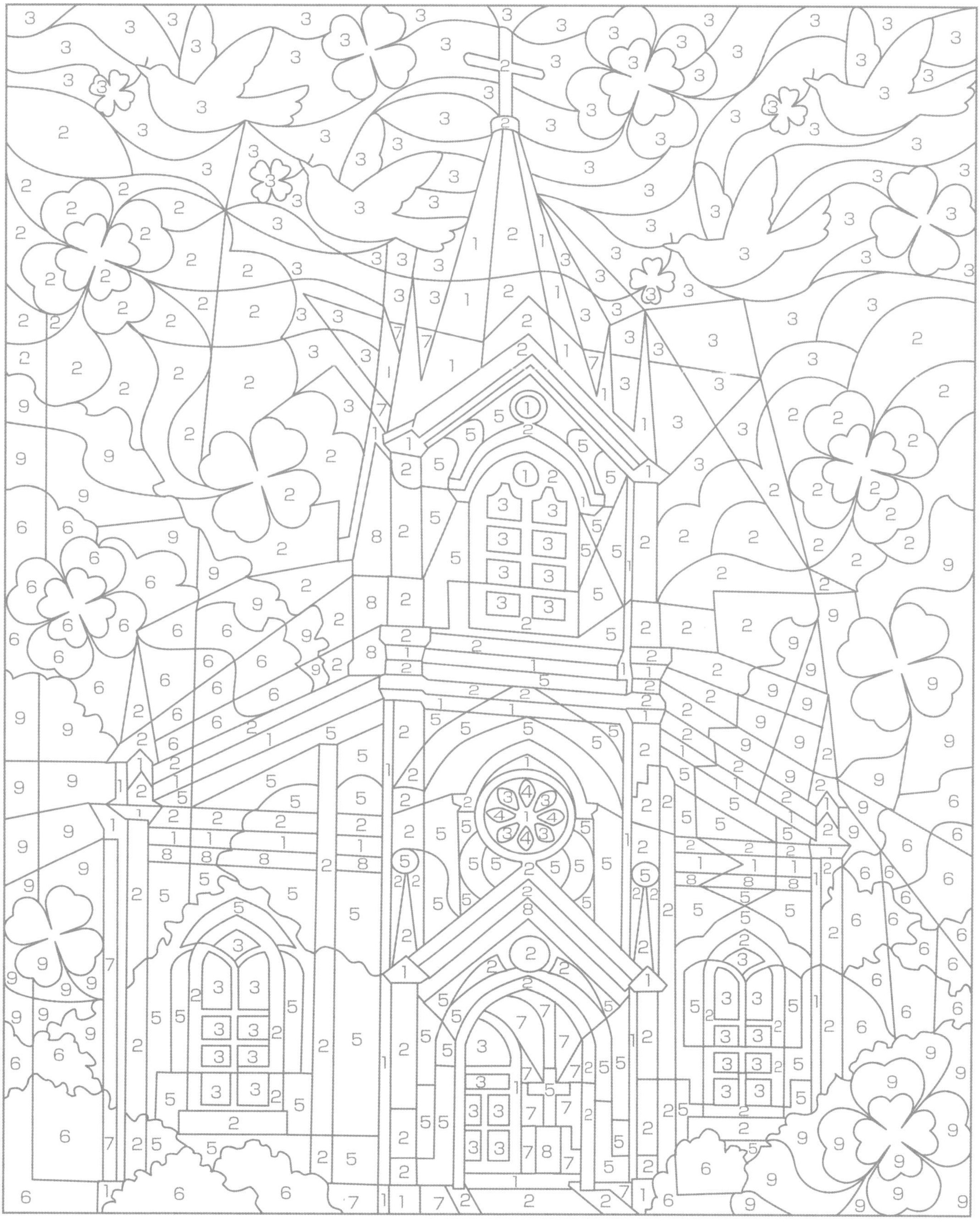

解答⇨ 95 ページ

上級
68
日本の歴史&風景

点つなぎ

点の数：331

平安時代の作家。Ⓐ～Ⓒから選んでください。

Ⓐ紫式部
Ⓑ紀貫之
Ⓒ鴨長明

解答欄

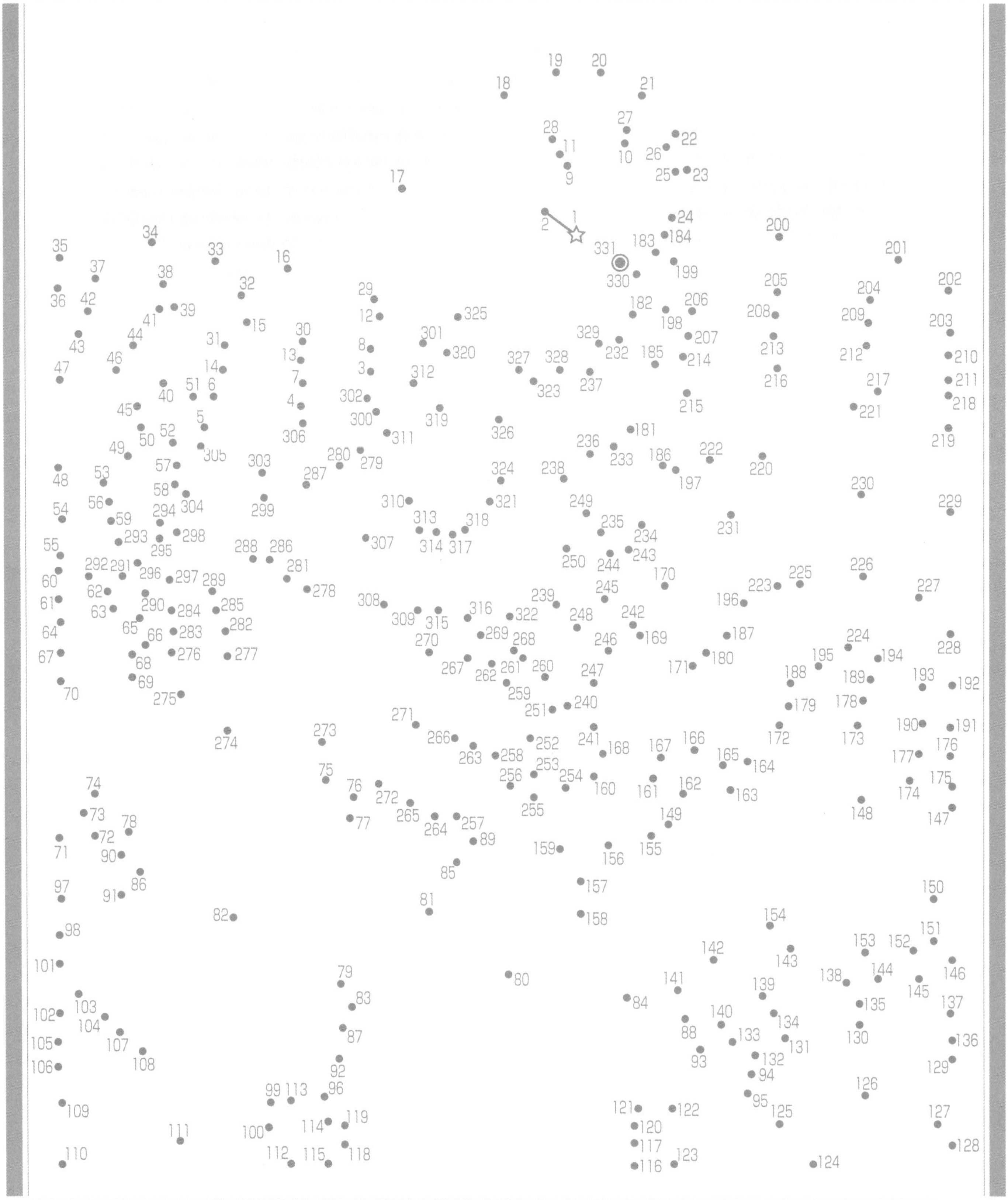

解答⇨ 95 ページ

上級
69

まちがいピース「無人島」

完成図とは絵が異なる、まちがったピースがあります。A～Hの中から選んで答えてください。

解答欄

〈パズル完成図〉

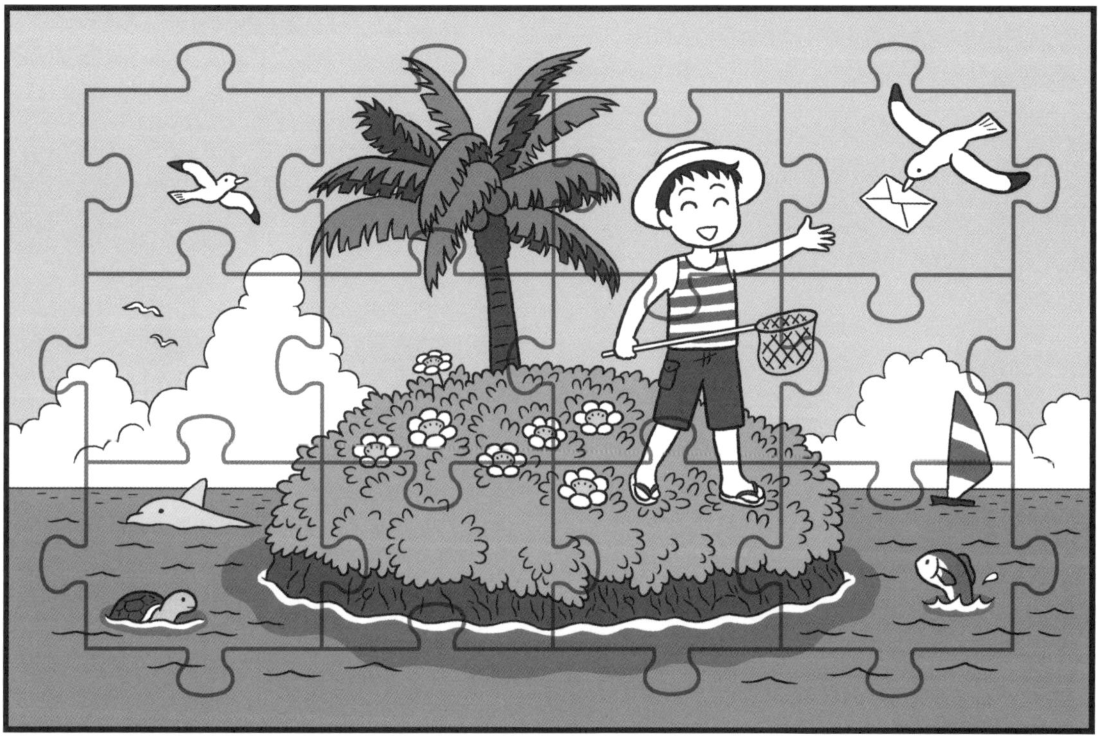

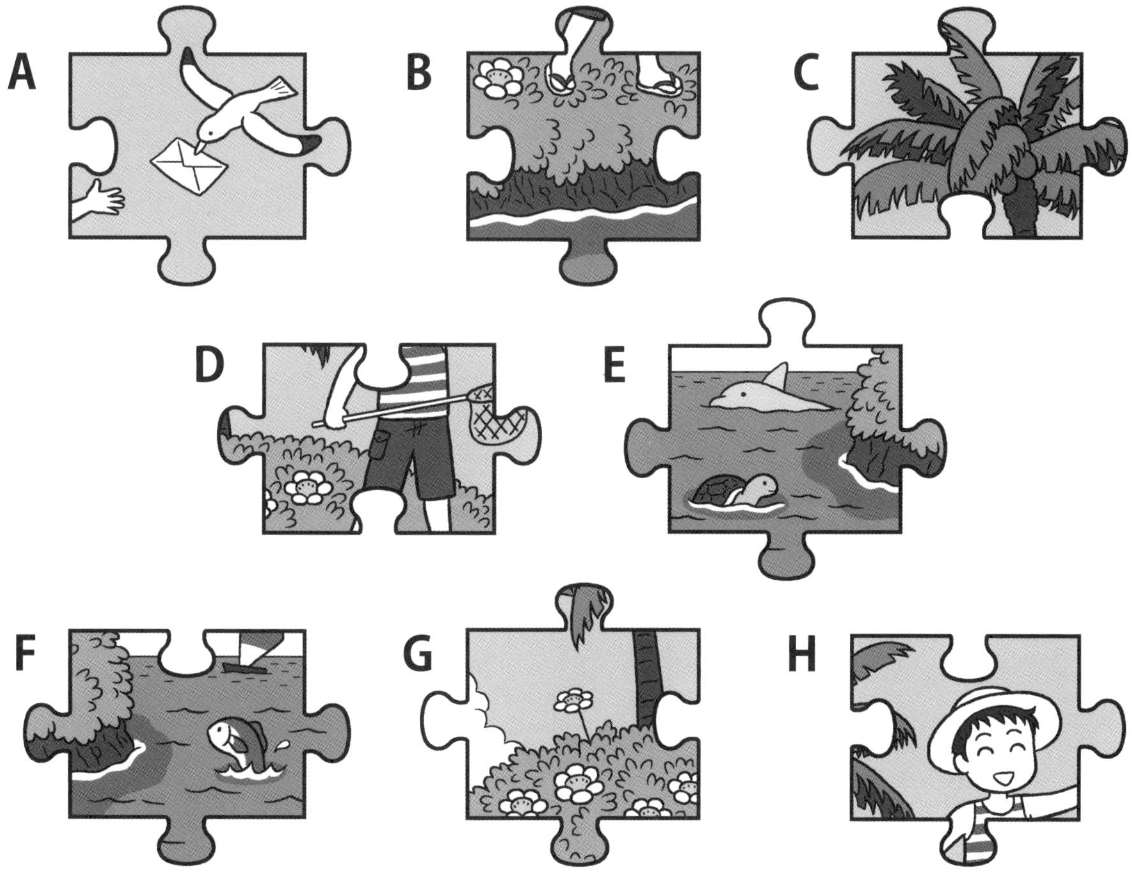

解答⇨ 95 ページ

上級
70
日本の
歴史&風景

点つなぎ

点の数：341

浮かびあがる神様は次のうちどれでしょう？

Ⓐ恵比須天
Ⓑ大黒天
Ⓒ毘沙門天

解答欄

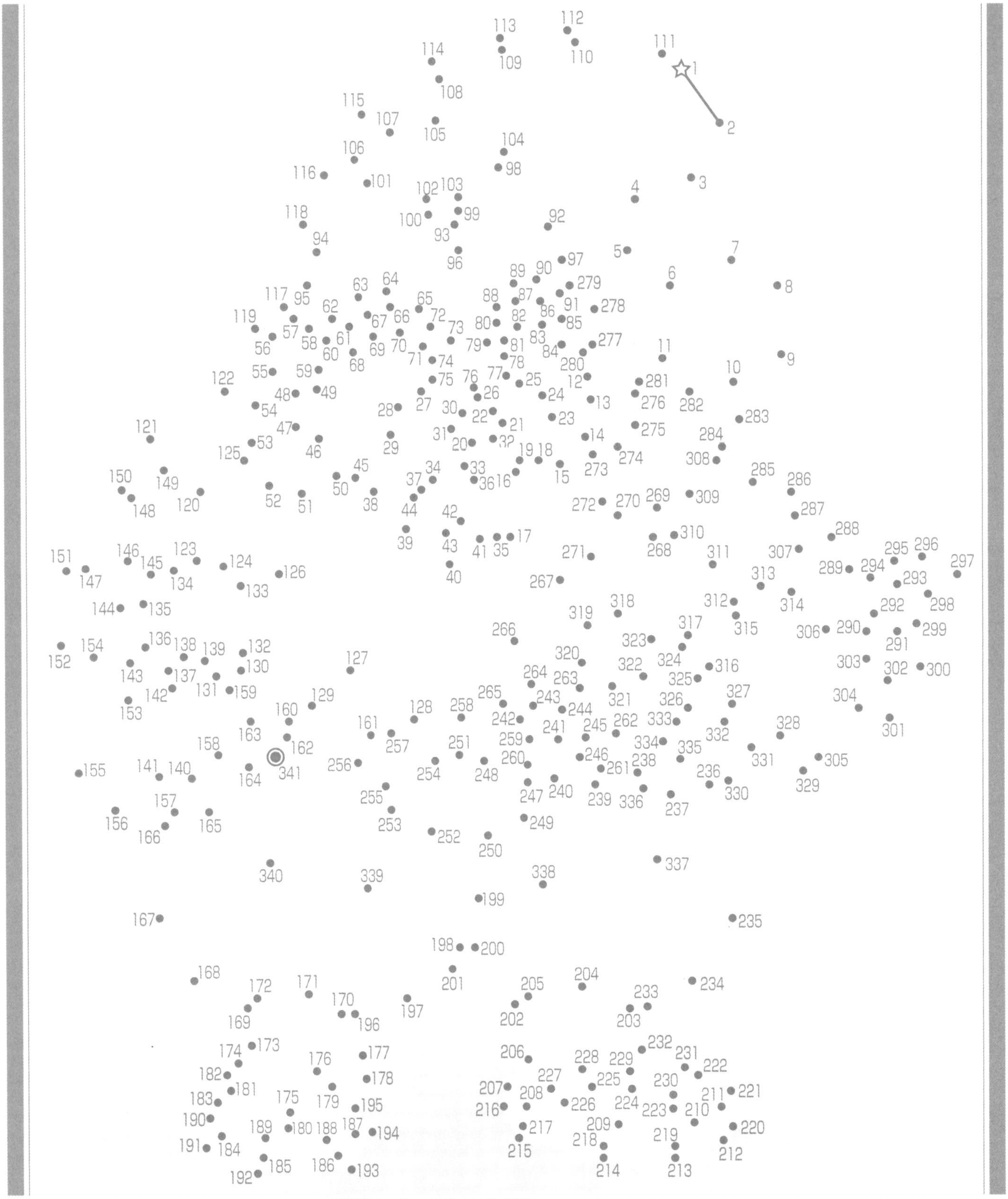

解答⇨ 96 ページ

上級
71

迷路「海の幸」

スタートからゴールまで正しいルートをぬりつぶすと絵が浮かびあがります。Ⓐ〜Ⓒのうちどれでしょう？

Ⓐアワビ　Ⓑカニ　Ⓒマグロ

解答欄

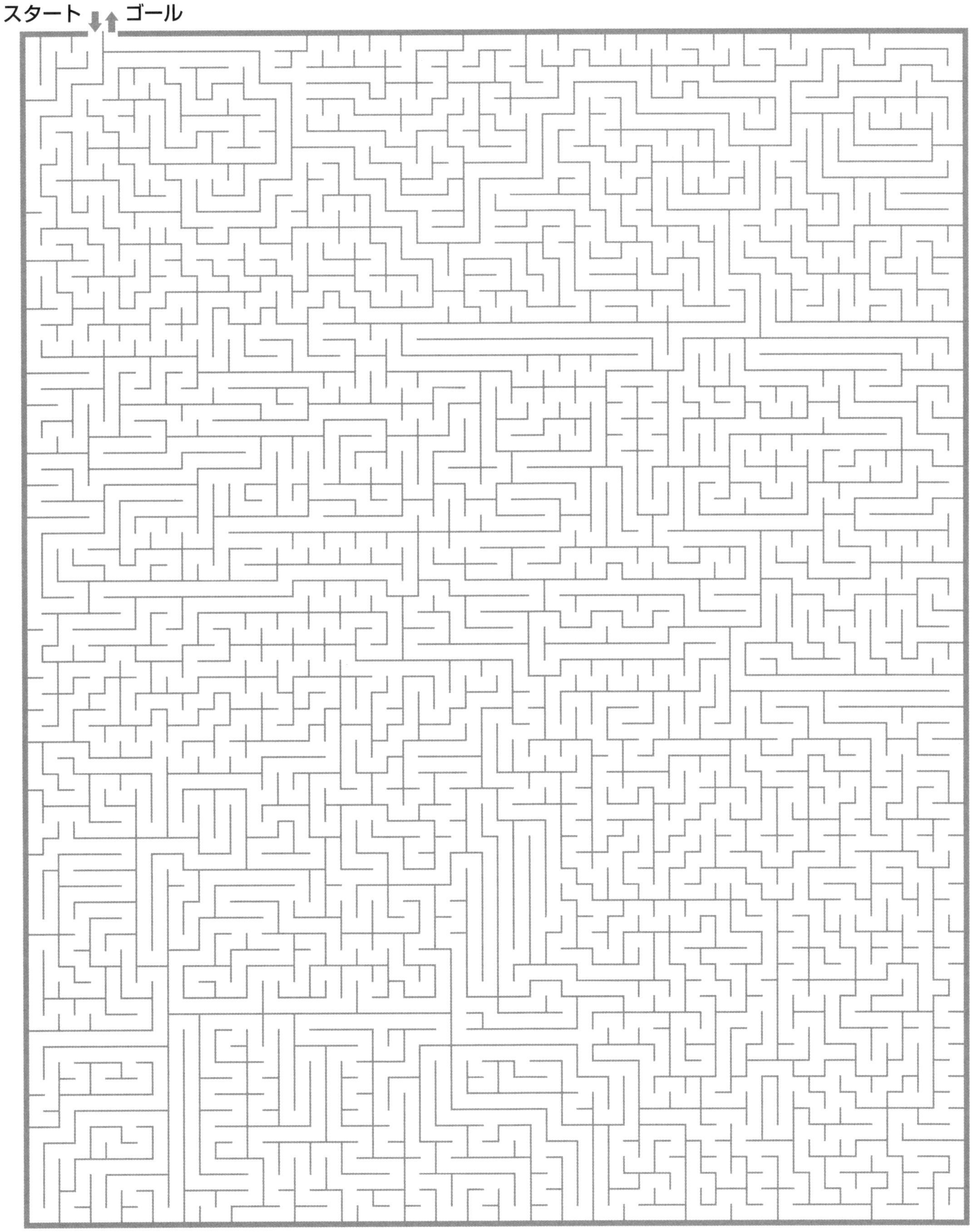

解答⇨ 96 ページ

上級
72
動植物

点つなぎ

点の数：342

現れた２匹の動物は次のうちどれでしょう？

Ⓐツルとカメ
Ⓑサルとカニ
Ⓒヘビとカエル

解答欄

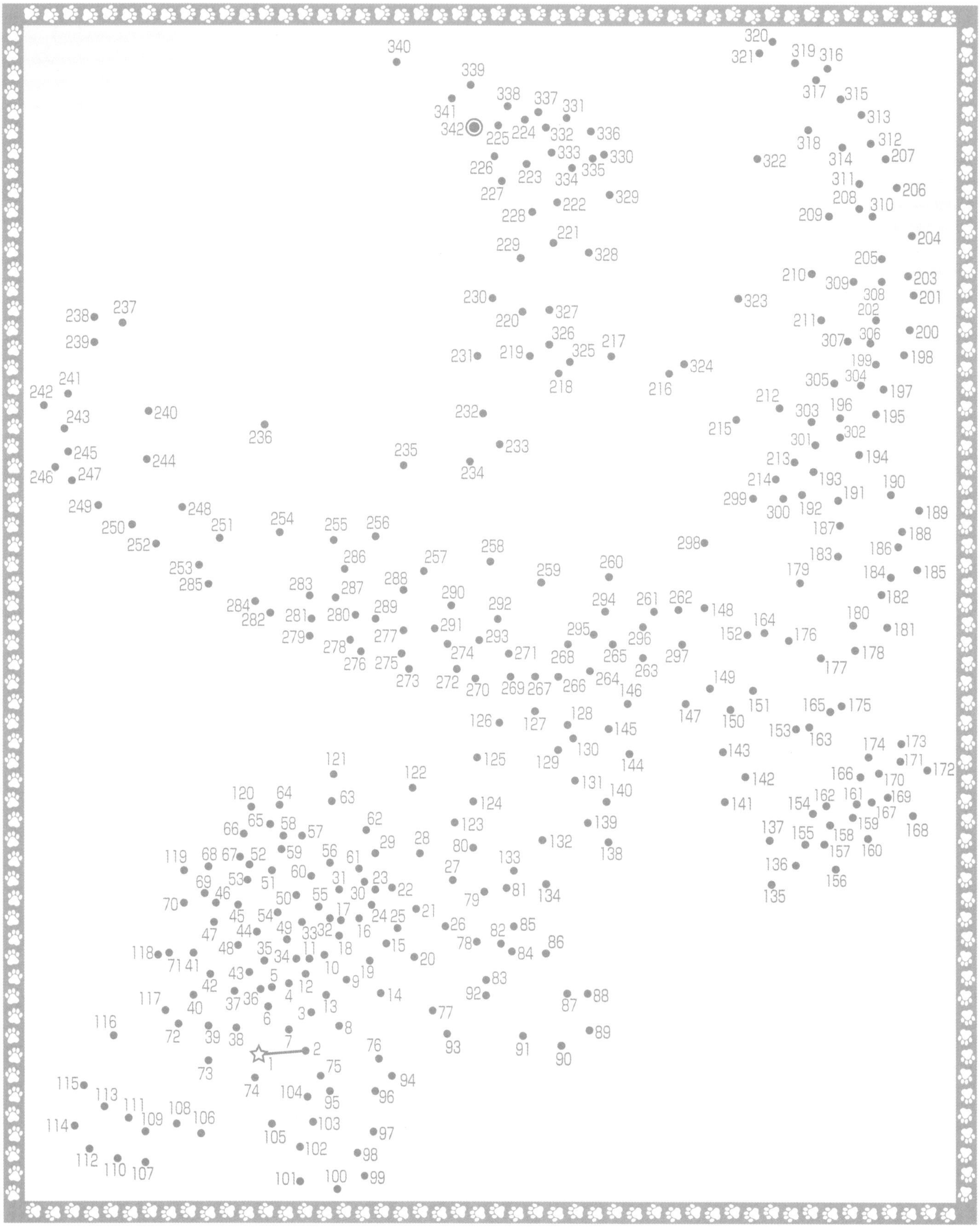

解答⇨96ページ

上級
73

パズルぬり絵「夏目漱石」

本名は金之助。大学時代に正岡子規と出会って俳句を学び、「愚陀佛」という俳号を持っていました。

使う色　①ねずみ色　②薄ねずみ色　③橙色　④焦茶色　⑤黒　⑥薄橙　⑦白

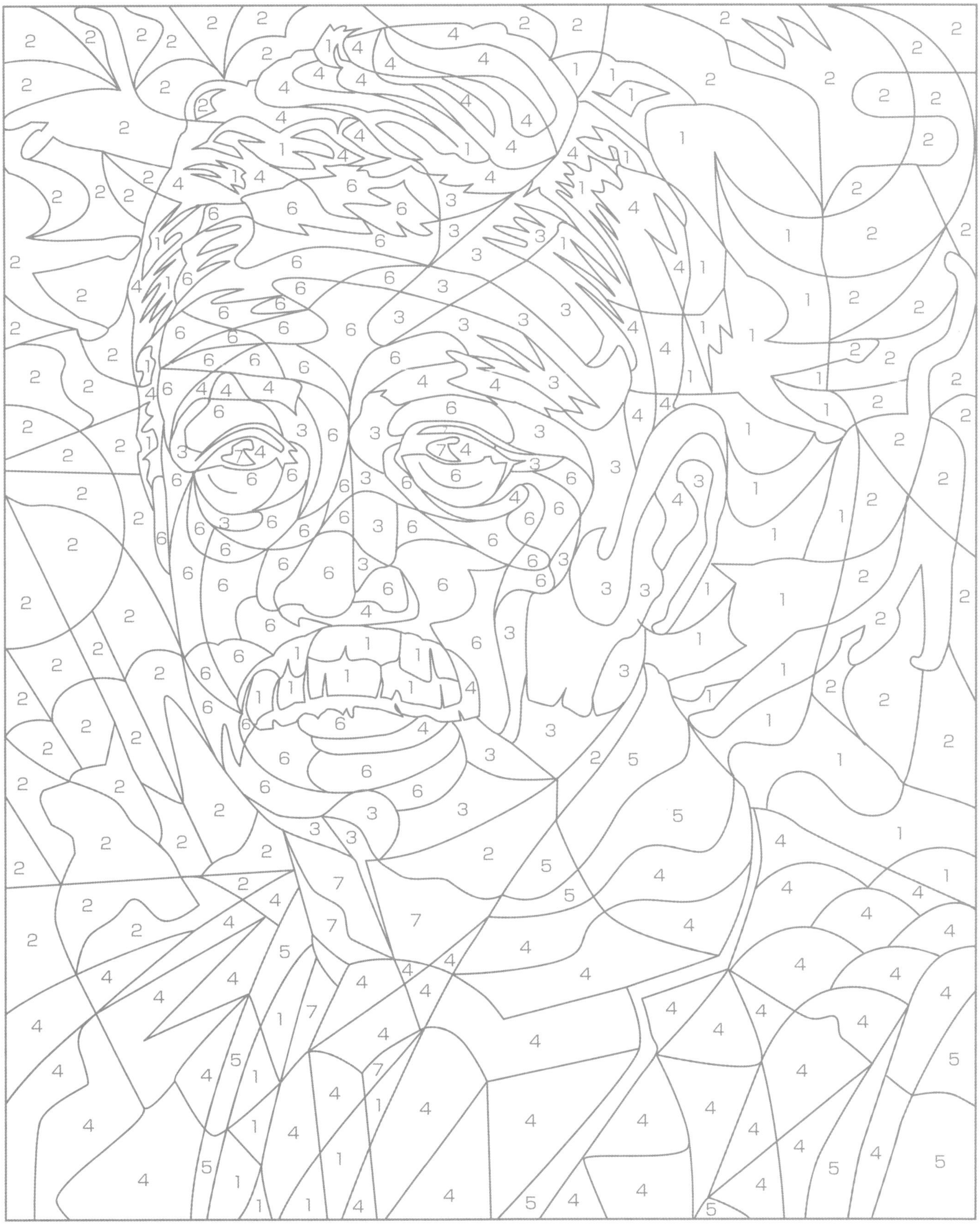

解答⇨ 96 ページ

上級
74
名作映画

点つなぎ

点の数：367

Ⓐ〜Ⓒのうち、現れた映画はどれでしょう？

Ⓐ美女と野獣
Ⓑ不思議の国のアリス
Ⓒオズの魔法使い

解答欄

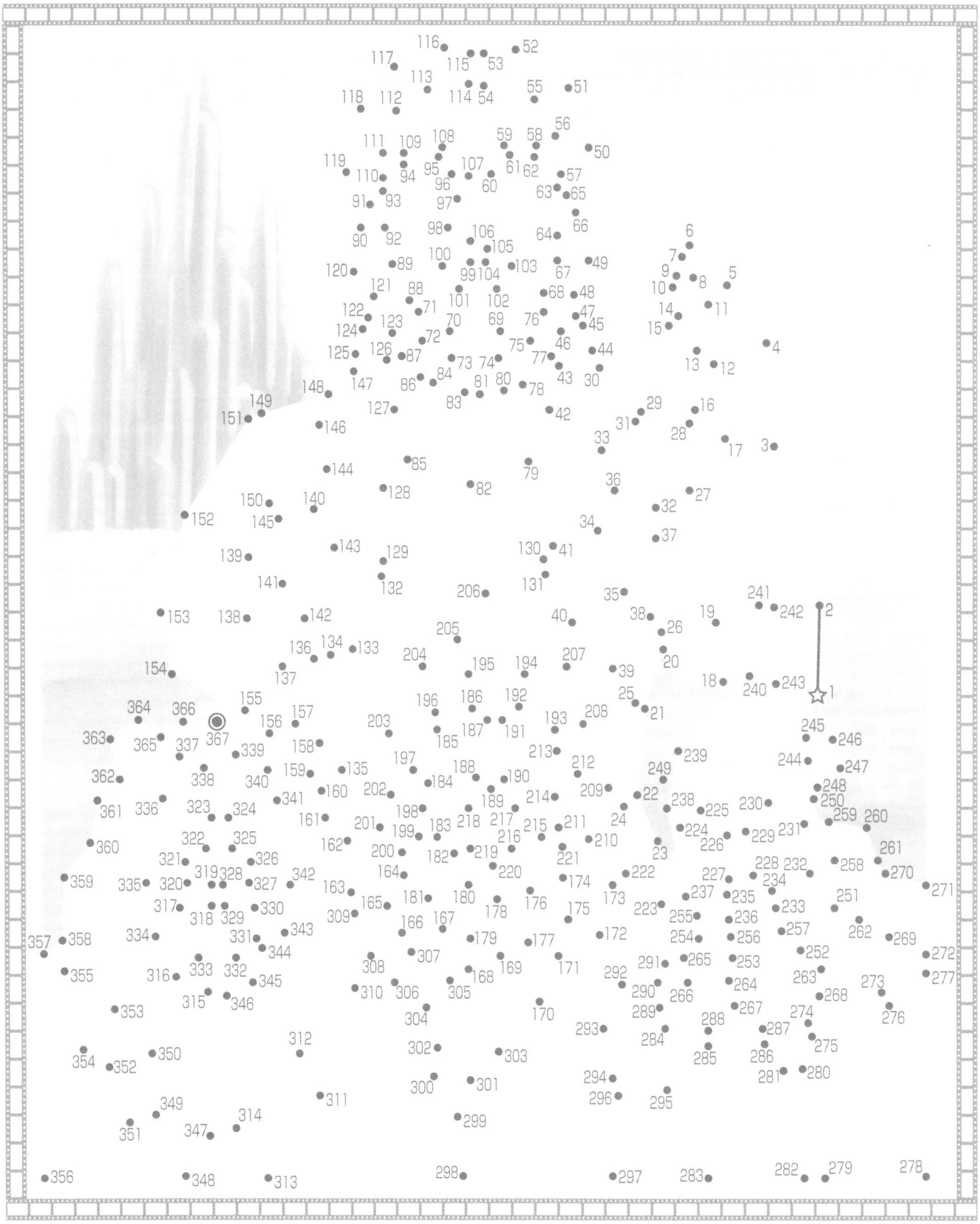

解答⇨ 96 ページ

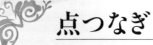

上級
75

まちがい探し「名探偵」

上と下の絵で異なる箇所が5個あります。エリア表A～Fの中で、まちがいのないエリアを見つけてください。

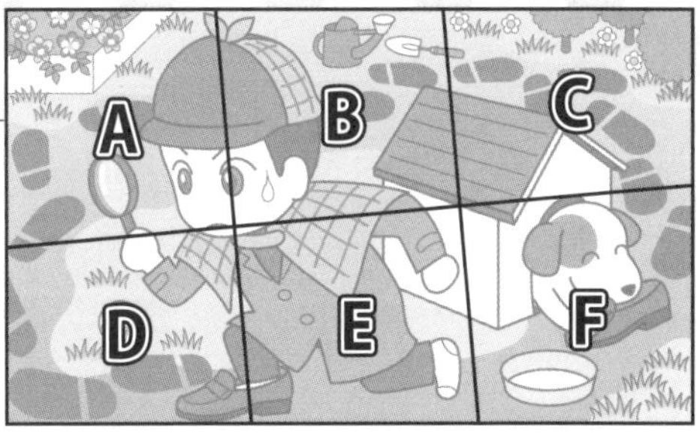

解答欄	

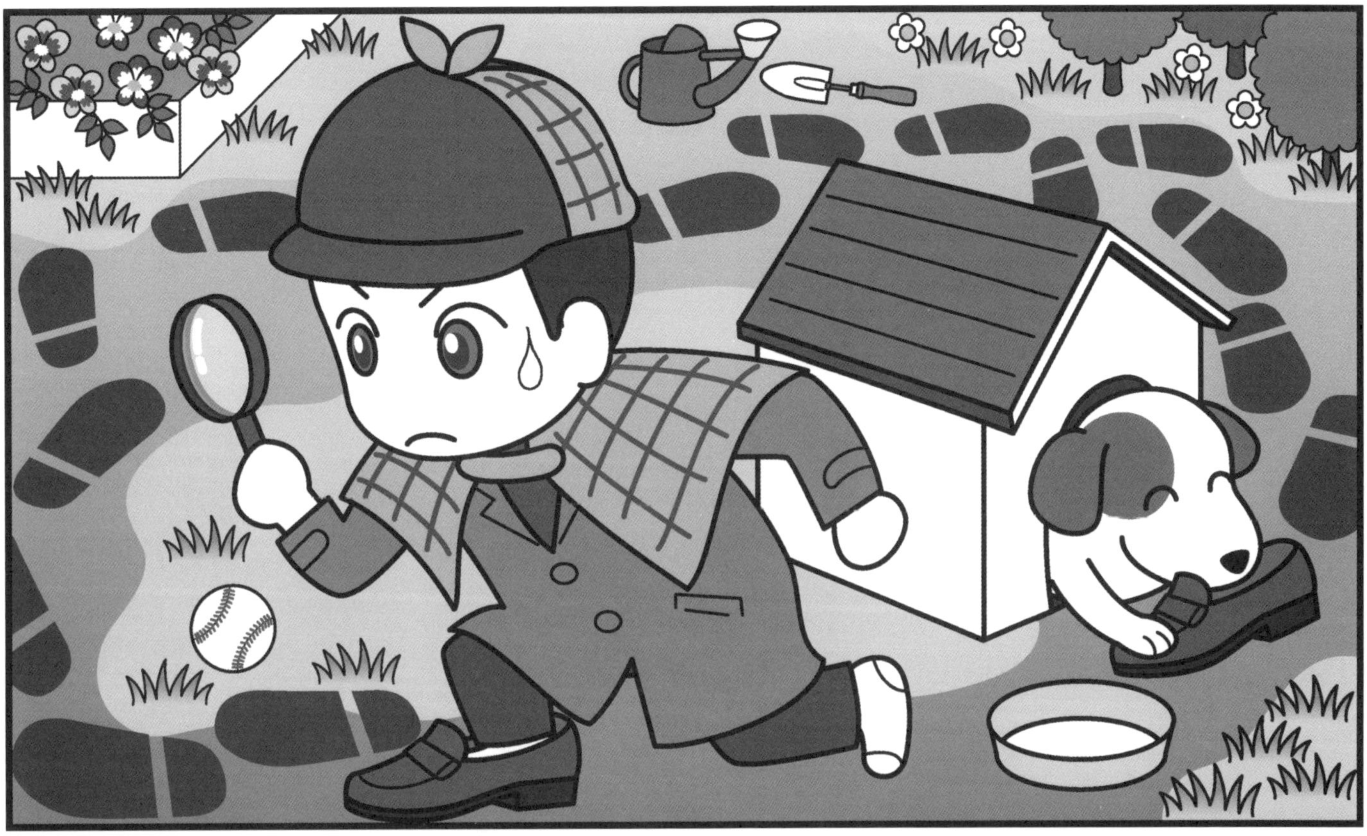

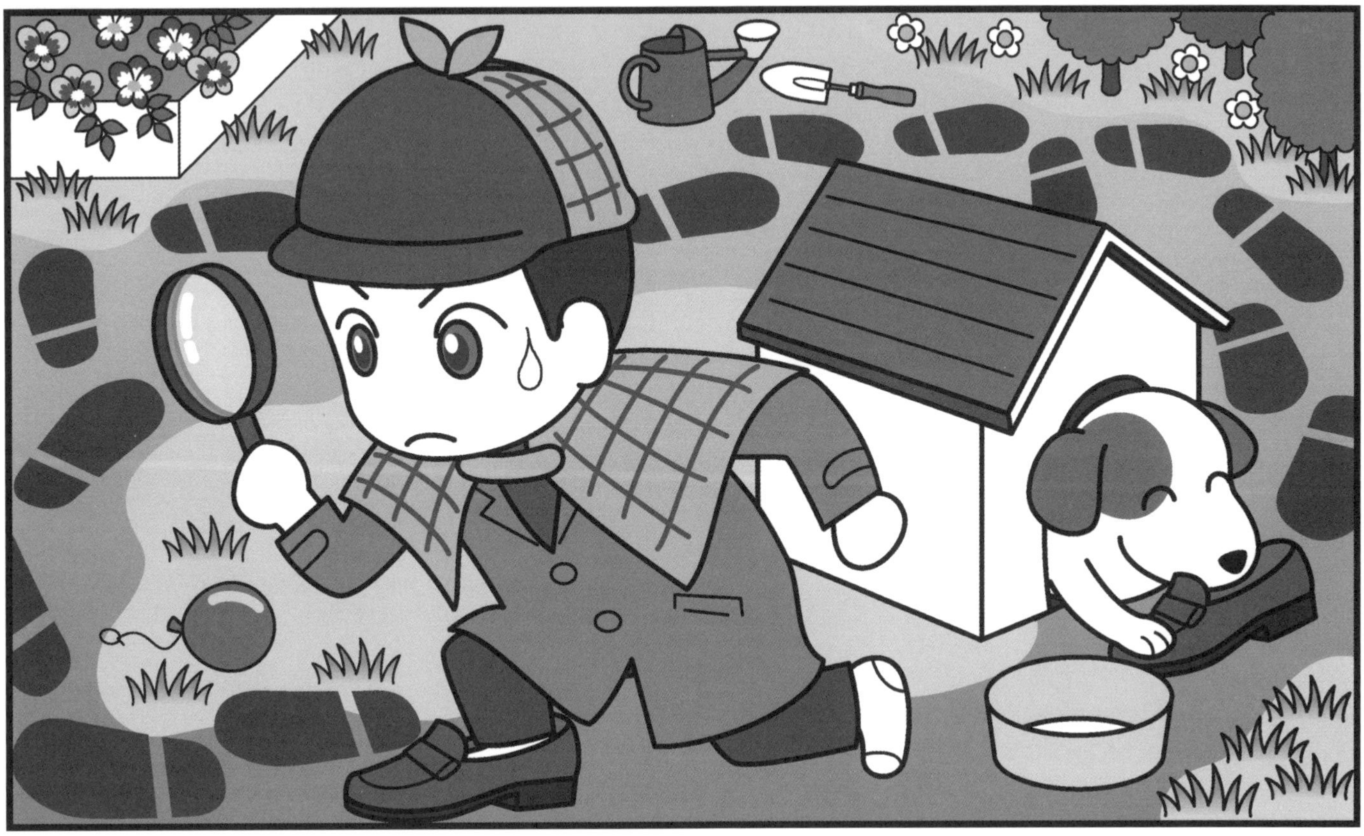

解答⇨ 96 ページ

上級

76

日本の歴史&風景

点つなぎ

点の数：377

現れた仏像をⒶ～Ⓒから答えてください。

Ⓐ阿修羅像
Ⓑ奈良の大仏
Ⓒ金剛力士像

解答欄

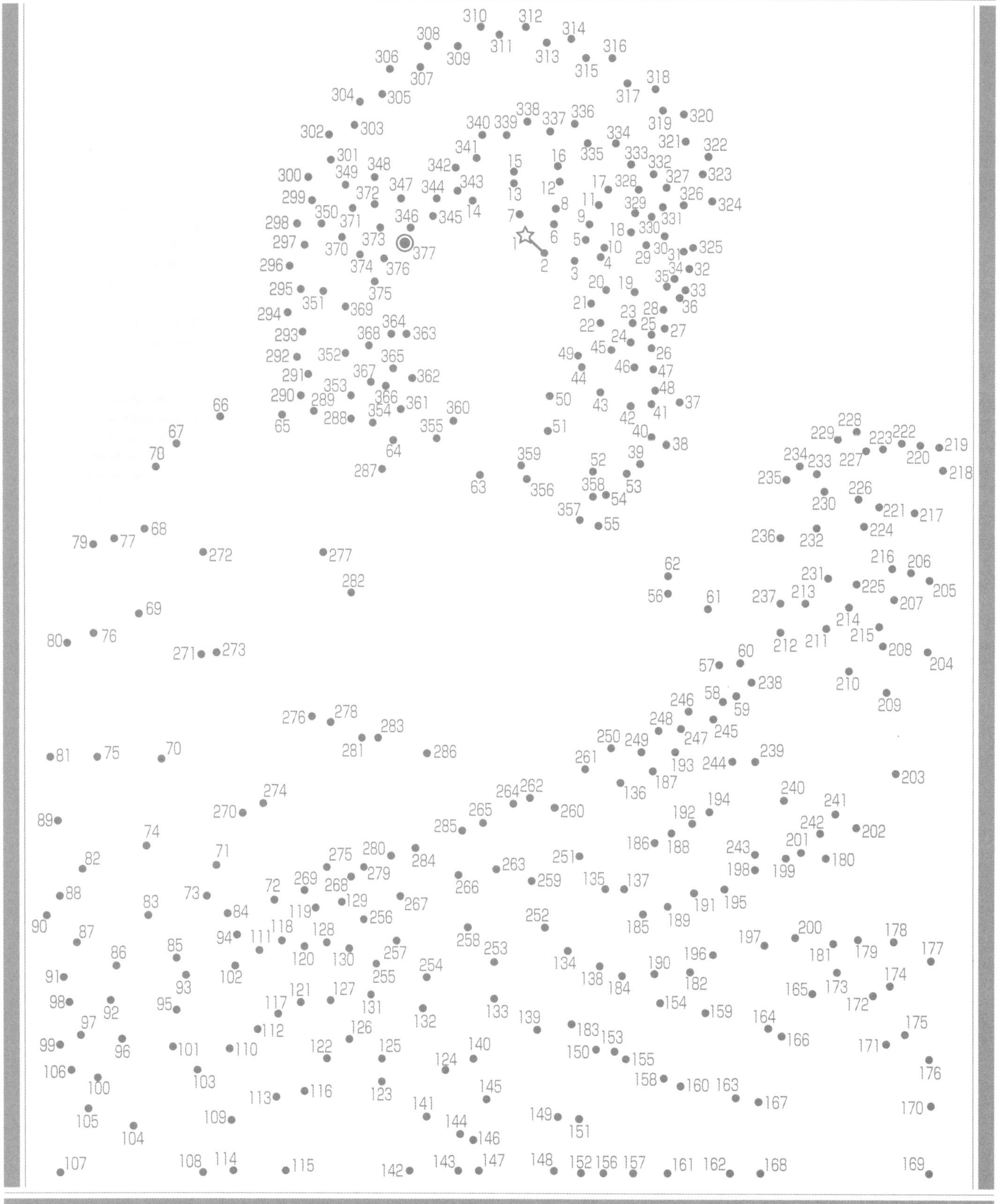

解答⇨ 96 ページ

上級
77
パズルぬり絵「シャモ」

本来は闘鶏専用の品種で、非常に闘争心が強いのが特徴。1941年に国の天然記念物に指定されました。

使う色　①黒　②薄ねずみ色　③朱色　④橙色　⑤焦茶色　⑥青緑　⑦白　⑧深緑　⑨黄緑　⑩ときわ色　⑪茶色　⑫赤

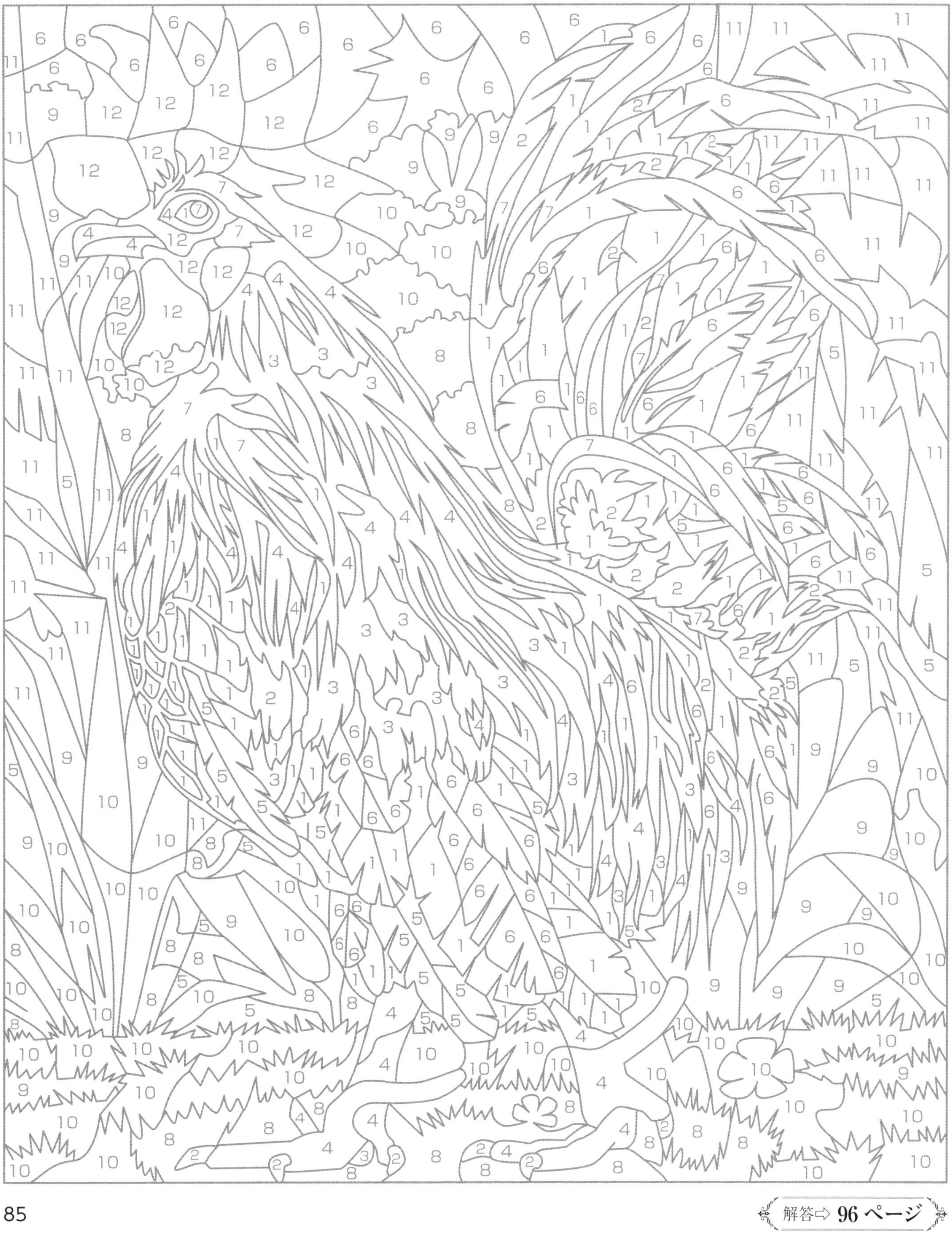

解答⇨ 96 ページ

上級
78
日本の
歴史&風景

点つなぎ

点の数：337

現れるのはⒶ～Ⓒのうち、どのイベントでしょう？

Ⓐ大阪万博
Ⓑつくば科学万博
Ⓒ東京オリンピック

解答欄

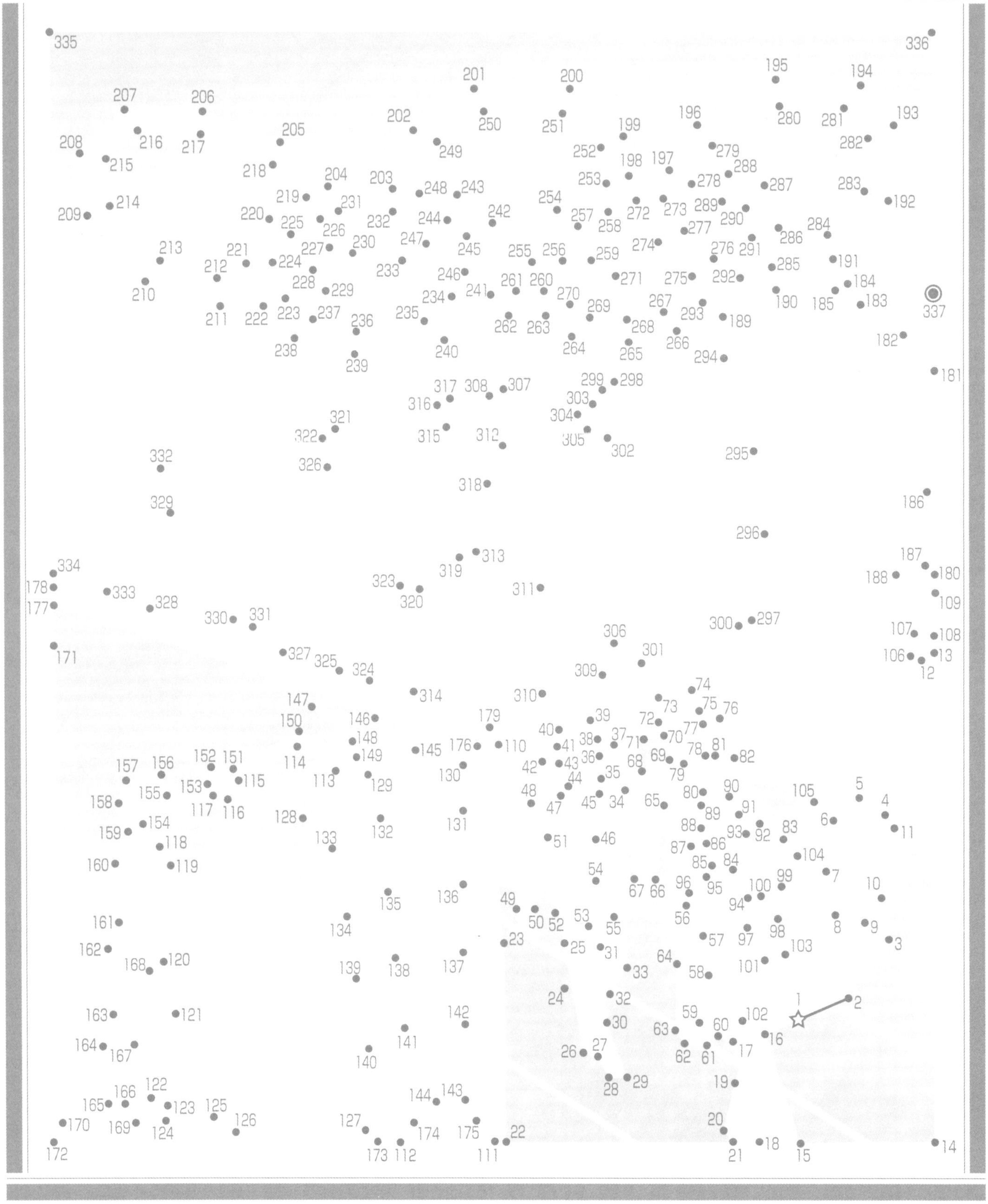

解答⇨ 96 ページ

上級
79

スペシャルパズル「テントパズル」

ある9人兄弟がキャンプ場にやってきました。それぞれテントを建てたいのですが、兄弟は仲が悪いため、太線で囲まれた3×3のエリアにテントはひとつしか建てられず、木（）が立っている場所も避けなければなりません。また、すでに長男から三男までが3つのテント（▲）を建てていますが、同じ縦横の列にはテントを建てられません。残りの6人はテントをどこに建てればいいでしょうか？　正しいマスの中に▲を記入してください。

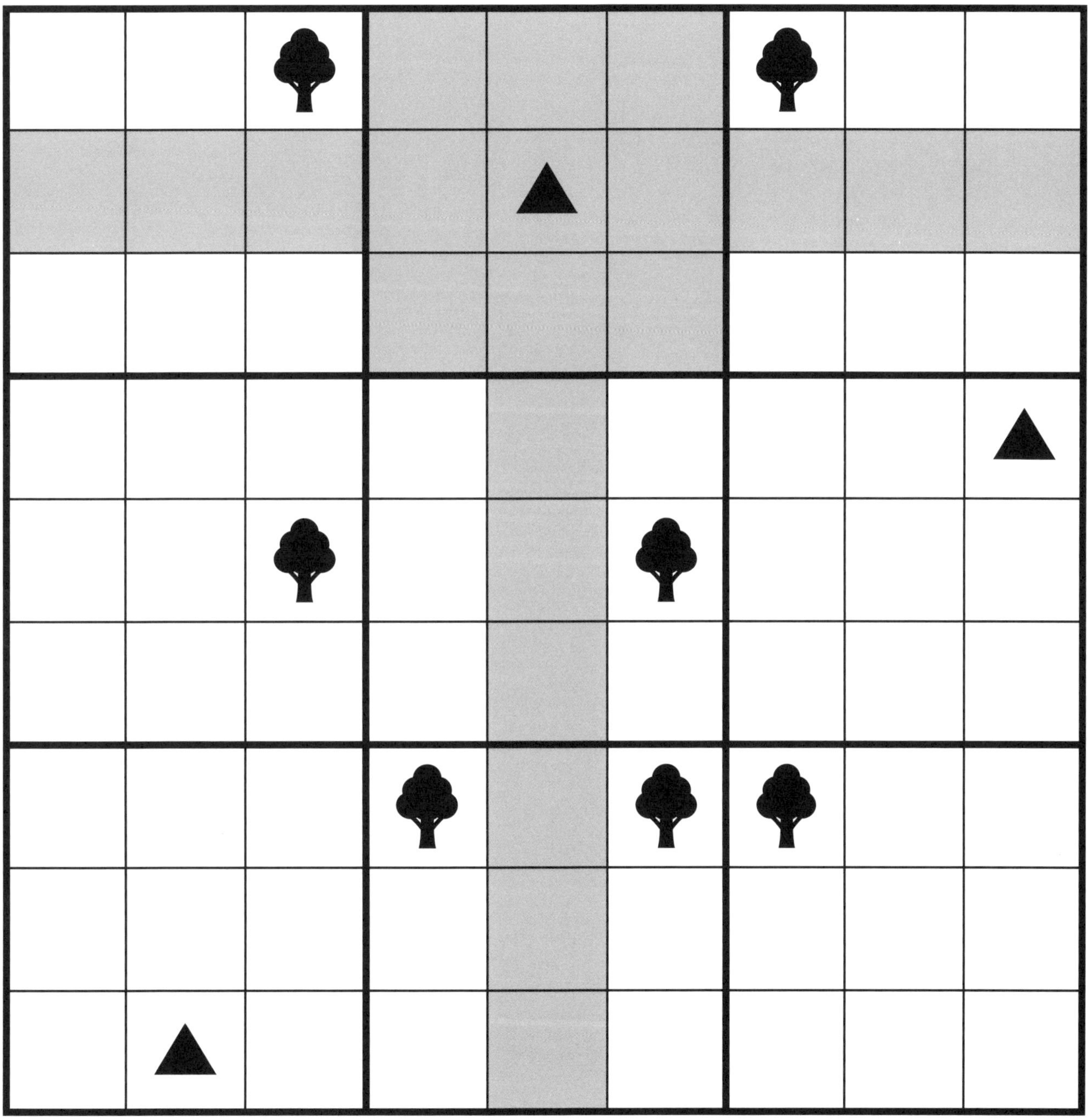

ヒント

上段、真ん中にあるテントを見てみましょう。すでにテントがある3×3のエリアと、同じ縦列、同じ横列にテントを配置できないので、グレーのマスには他の兄弟はテントを配置することができないとわかります。

解答⇨ 96 ページ

上級
80
日本の
歴史&風景

点つなぎ

点の数：305

現れた風景はⒶ～Ⓒのうち、どれでしょう？

Ⓐモミジ化粧の寺院
Ⓑモミジ化粧の山々
Ⓒモミジ化粧の湖

解答欄

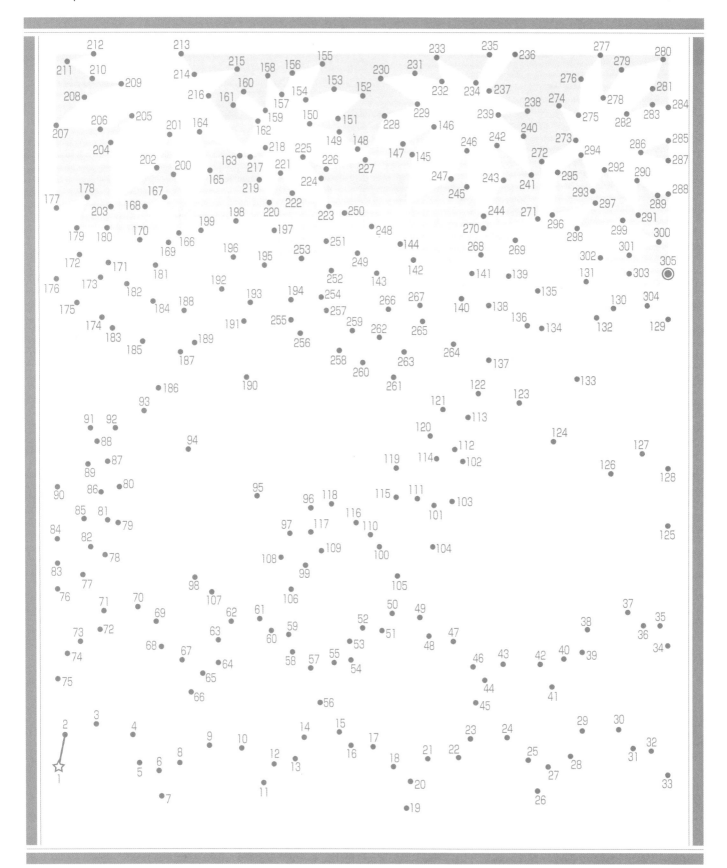

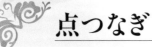

解答⇨ 96 ページ

カラーでわかる！点つなぎ&パズル 解答

カラー編

カラー点つなぎ／カラーパズルぬり絵

01

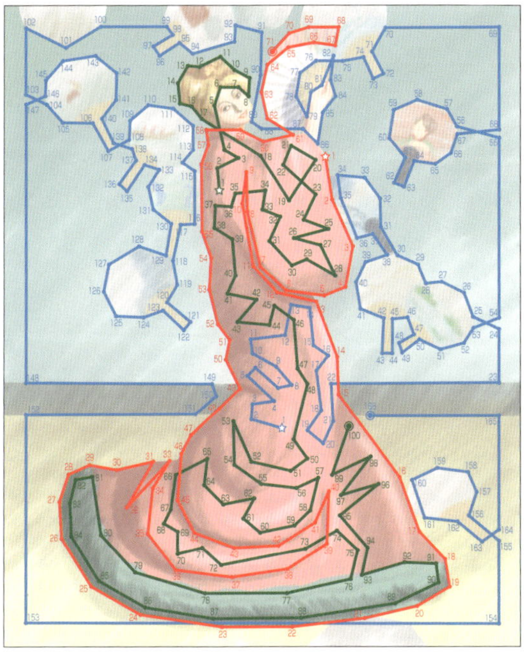

ラ・ジャポネーズ

02

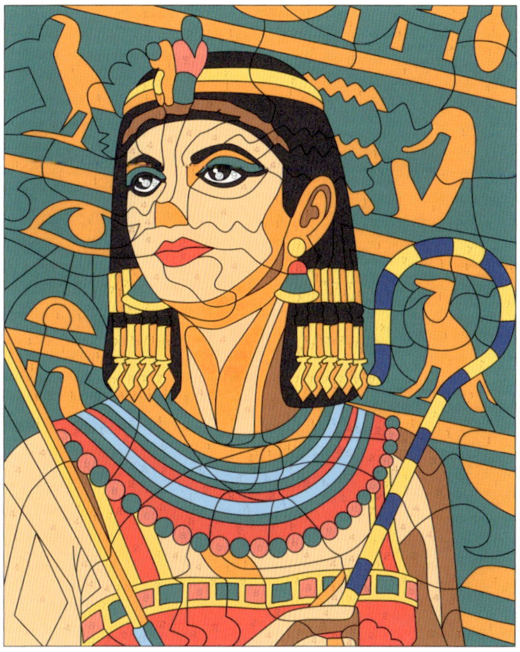

クレオパトラ

03

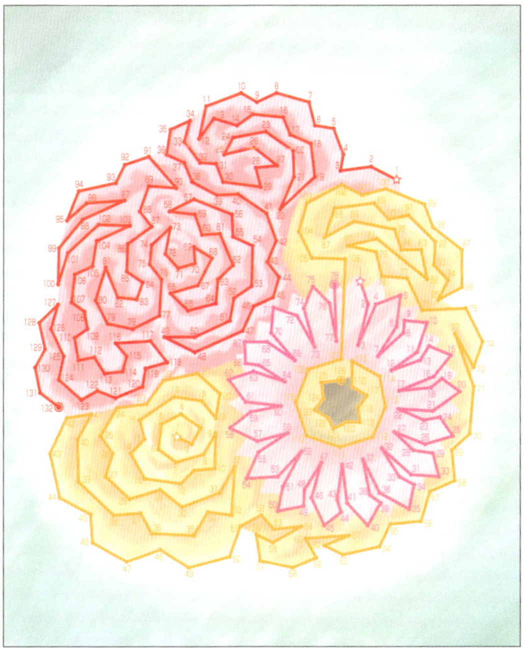

花束

04

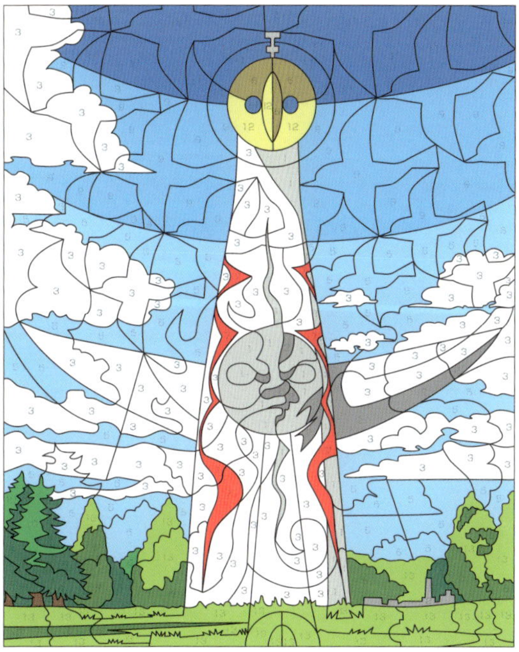

太陽の塔

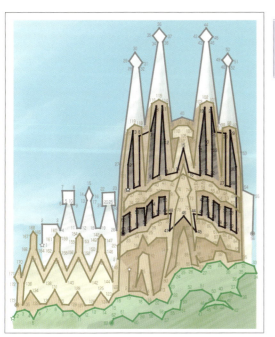

05

サグラダ・ファミリア

初級編

点つなぎ／パズルぬり絵／くじびき迷路
迷路／まちがい探し／おなじ物探し／二文字クロス

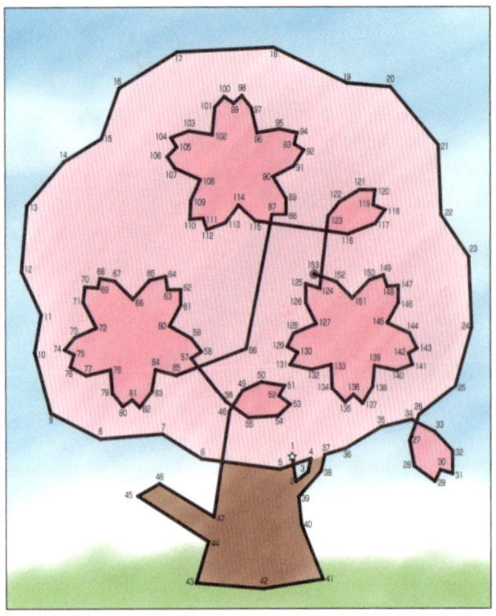

06 Ⓐサクラ

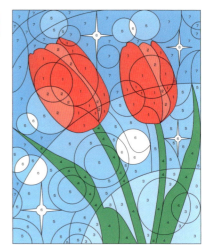

07 チューリップ

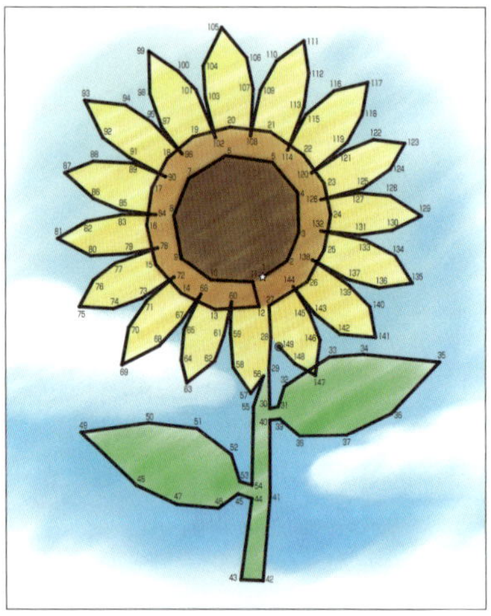

08 Ⓐヒマワリ

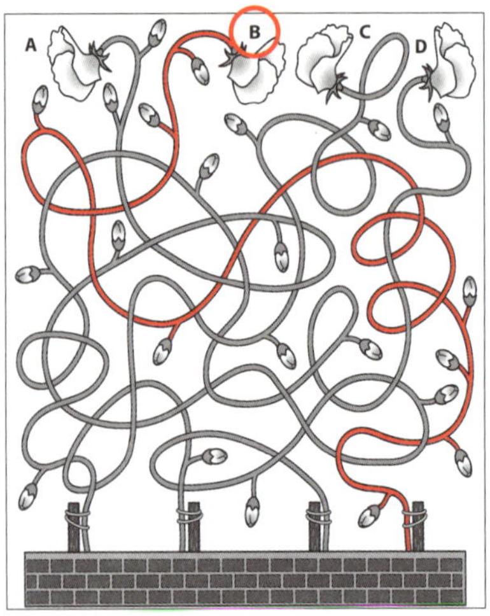

09 B

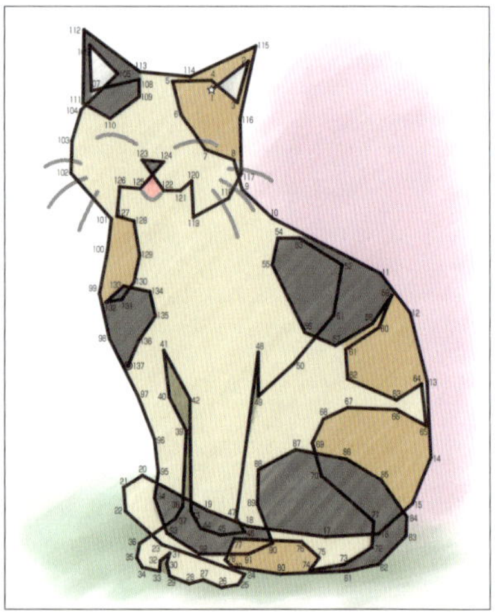

10 Ⓒネコ

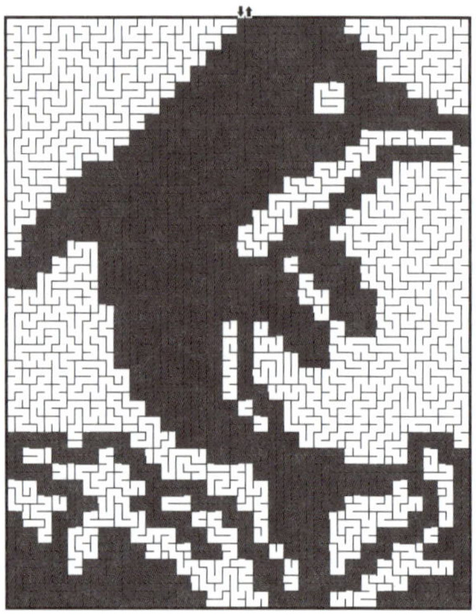

11 Ⓐイルカ

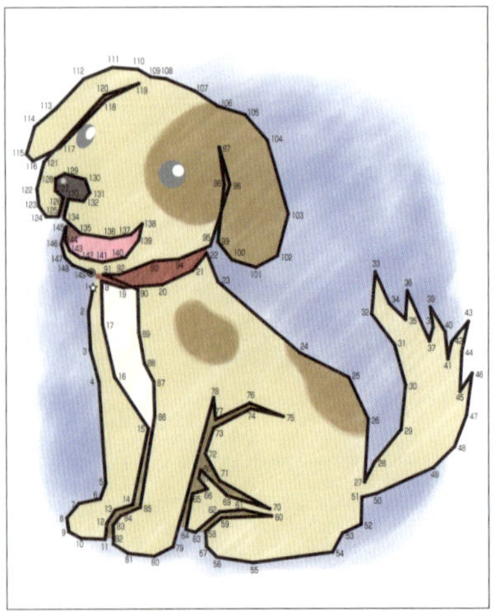

12 Ⓒイヌ

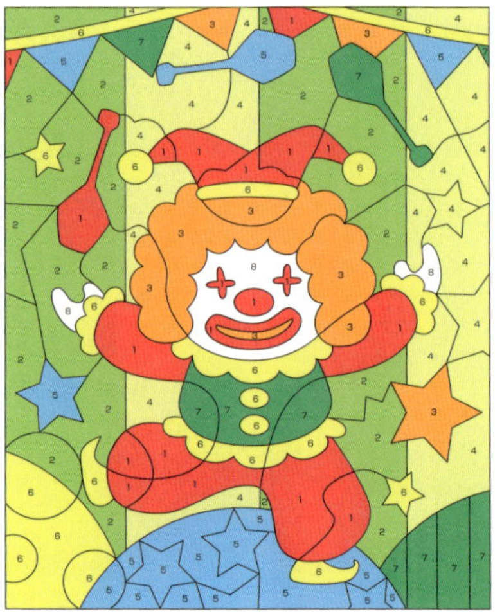

13 ピエロ

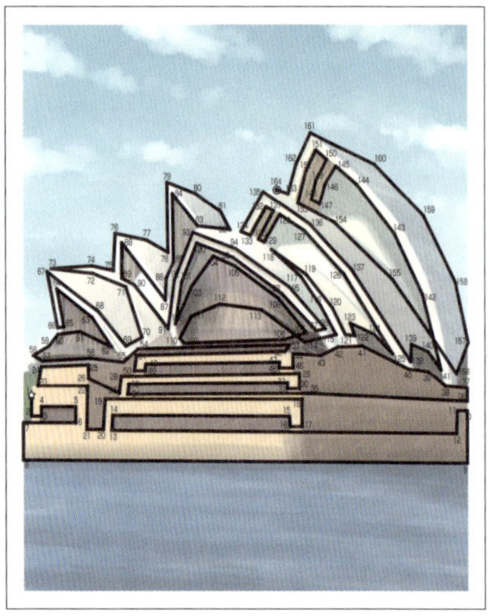

14 Ⓑオペラハウス

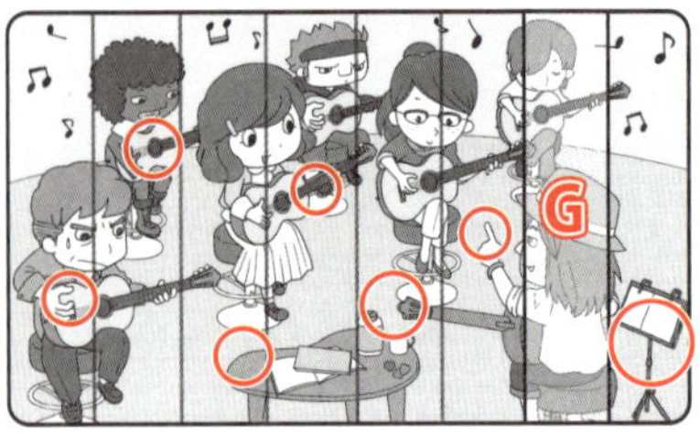

15 G

16
Ⓐチャールズ・チャップリン

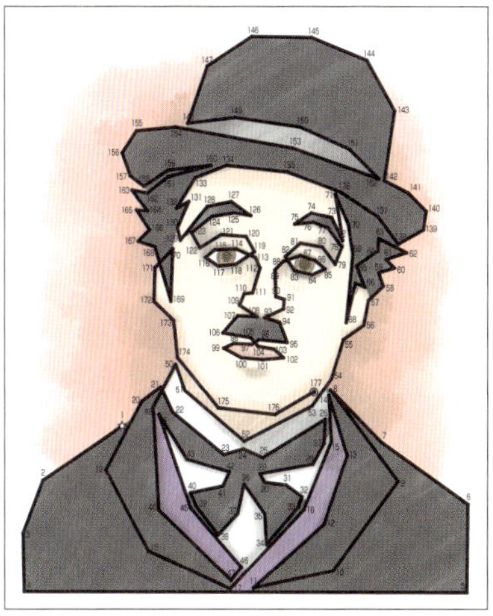

17
フルーツパフェ

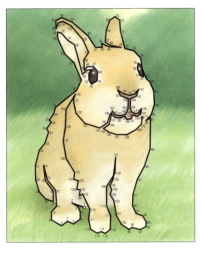

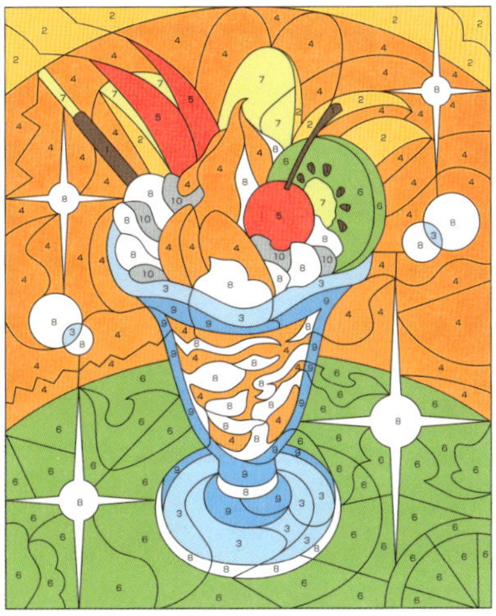

18
Ⓑウサギ

19
Ⓖ

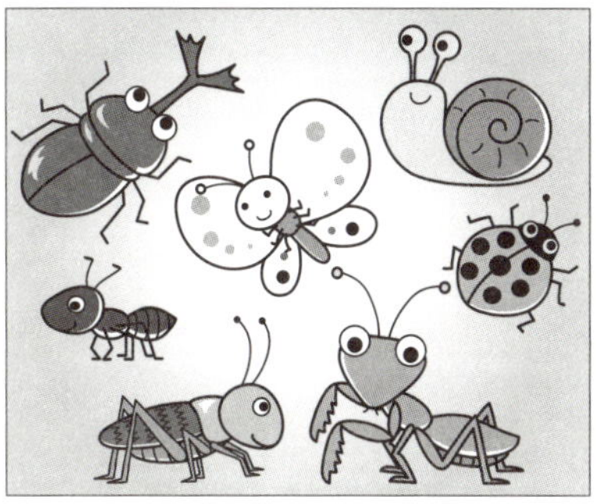

20
一刀両断

1 枚 選 挙 手 動	5 恋 注 文 句 具	9 演 練 武 術 装	13 宿 強 敵 視 意
2 見 習 得 策 票	6 横 古 着 想 席	10 寛 偉 大 粒 胆	14 条 案 件 名 数
3 段 奈 落 涙 度	7 反 混 乱 舞 雑	11 亜 胡 麻 糸 雀	15 痛 明 快 活 晴
4 弓 畑 道 徳 筋	8 灯 髪 油 脂 菜	12 伝 発 言 及 葉	16 単 熟 語 呂 彙

落大断油乱文快
一件着刀得両言
麻武道敵語挙

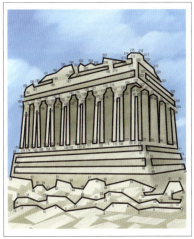

21
Ⓒパルテノン神殿

中級編

点つなぎ／パズルぬり絵／くじびき迷路
迷路／まちがい探し／おなじ物探し／サムメイズ

22
G

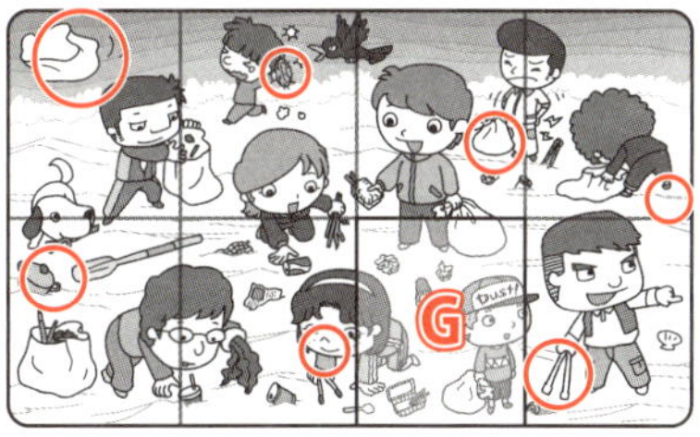

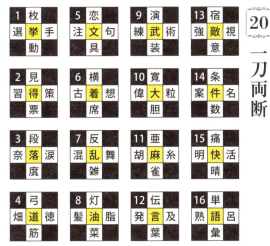

23
Ⓒミロのヴィーナス

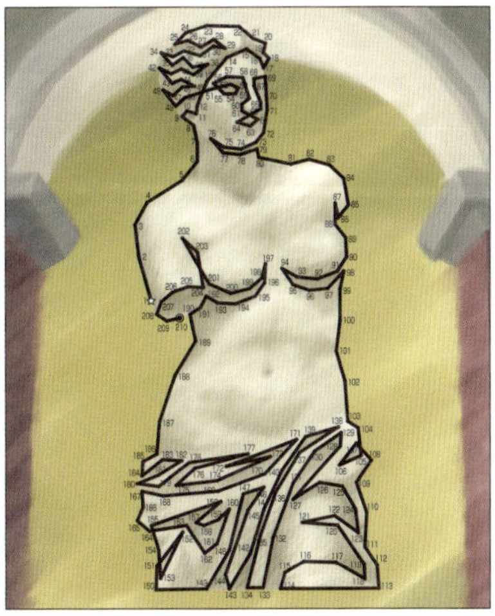

24
Ⓑスフィンクス

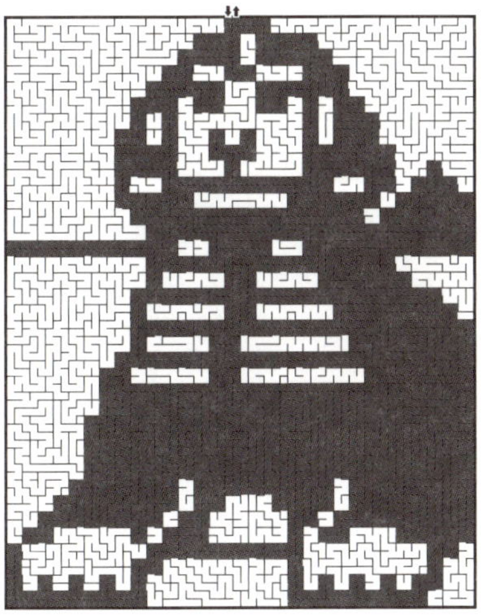

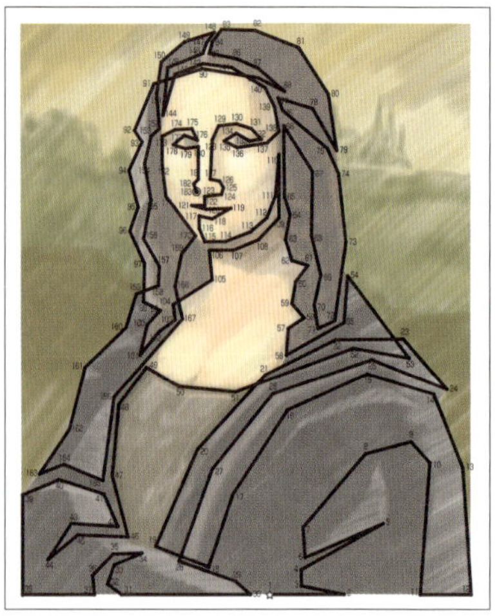

25
Ⓑモナ・リザ

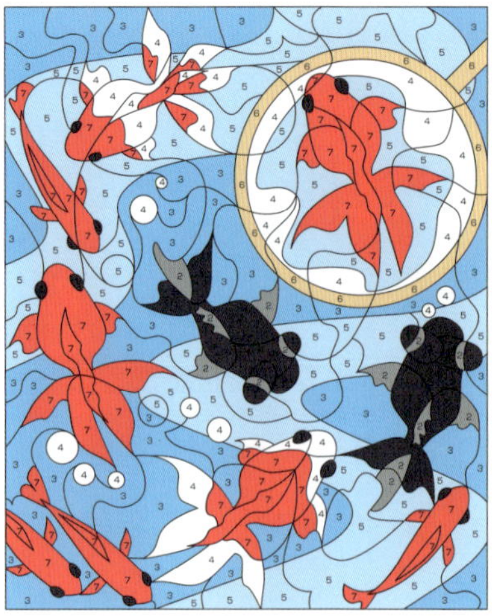

26
金魚すくい

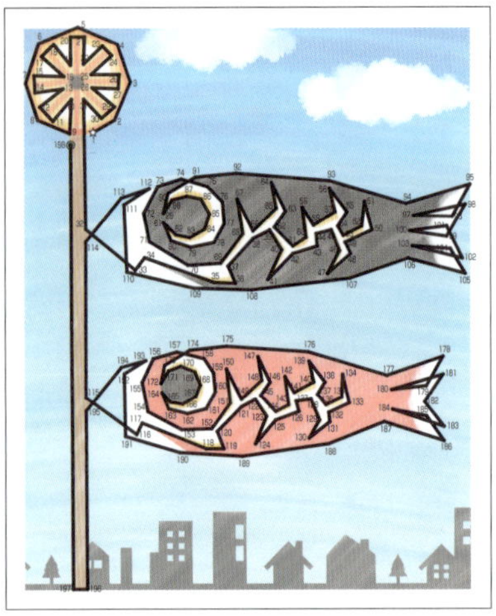

27
Ⓐ鯉のぼり

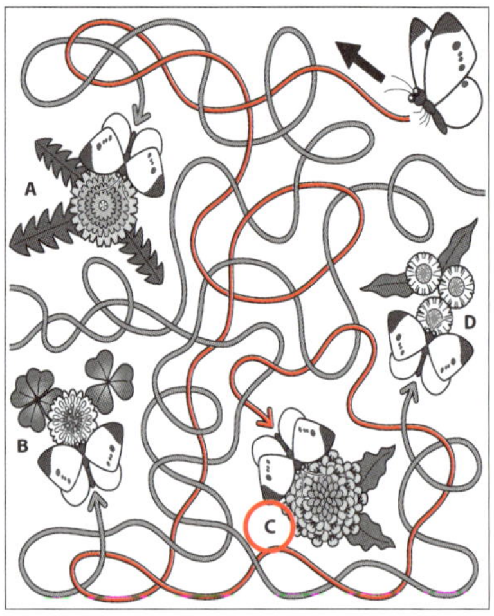

28
C

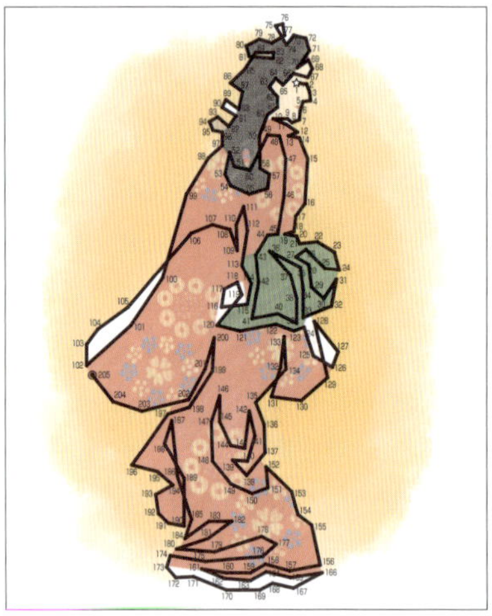

29
Ⓒ見返り美人図

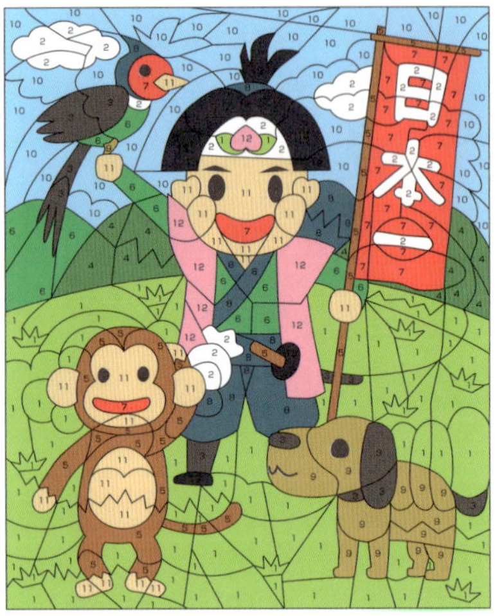

30
桃太郎

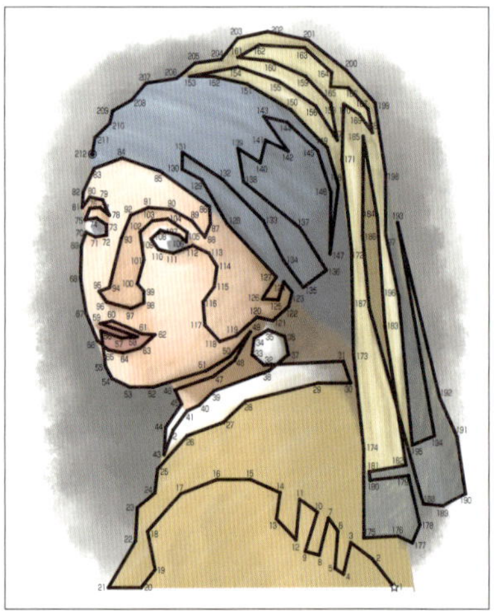

31
Ⓐ真珠の耳飾りの少女

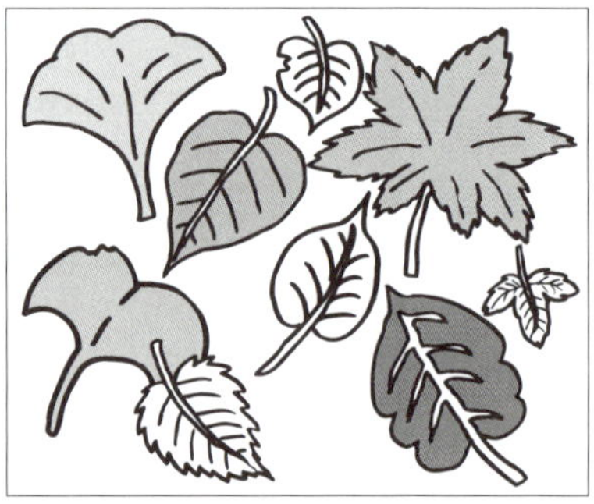

32
Ⓔ

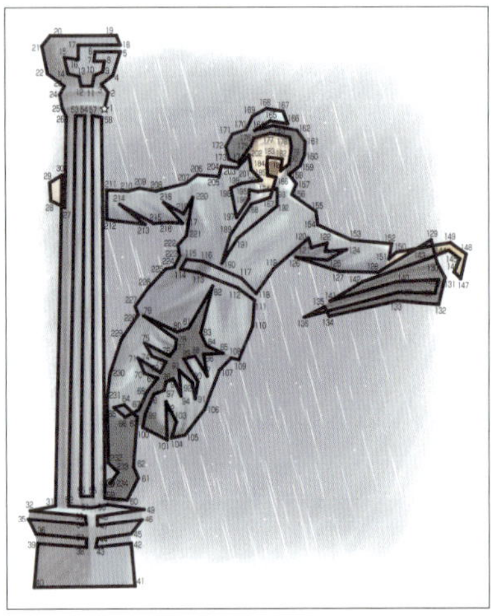

33
Ⓑ雨に唄えば

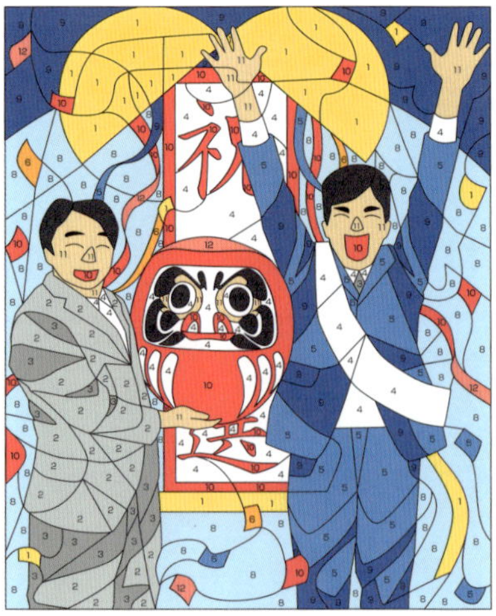

34
選挙で当選

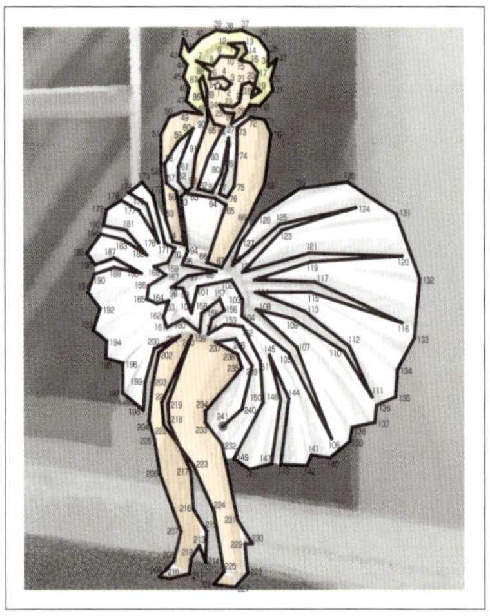

35
Ⓐマリリン・モンロー

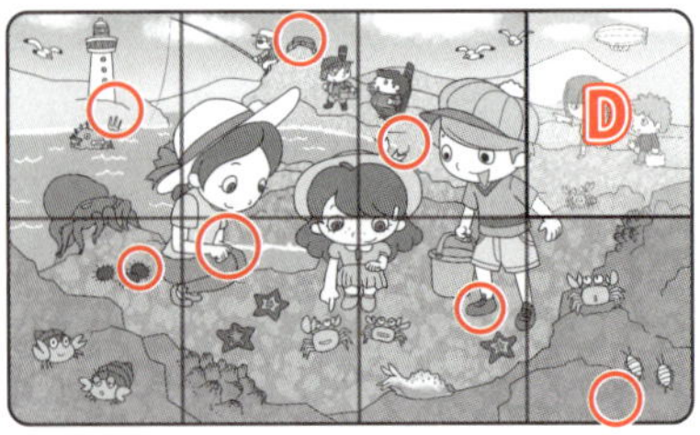

36
D

37
Ⓑフィギュアスケート

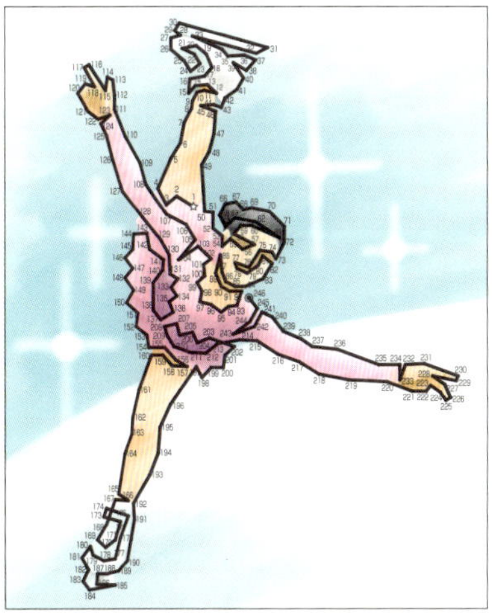

38
Ⓒシカ

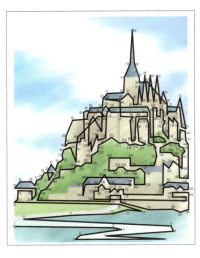

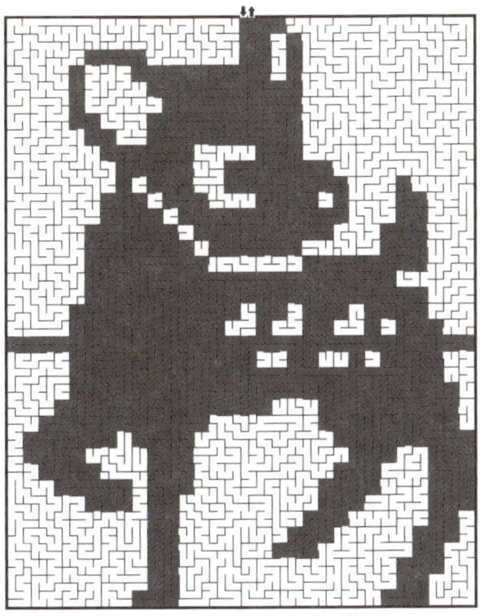

39
Ⓑモン・サン＝ミシェル

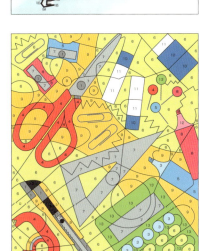

40
文房具

41
Ⓒ姫路城

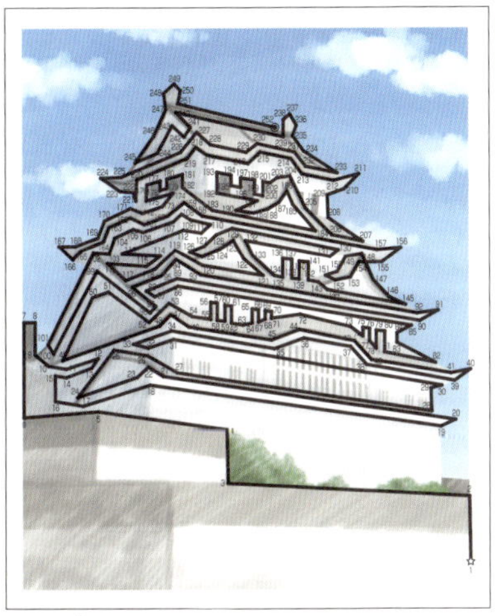

42
Ⓔ

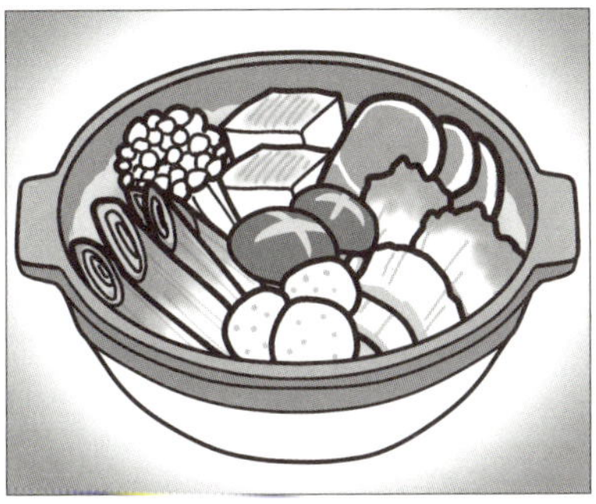

43
Ⓑオペラ座の怪人

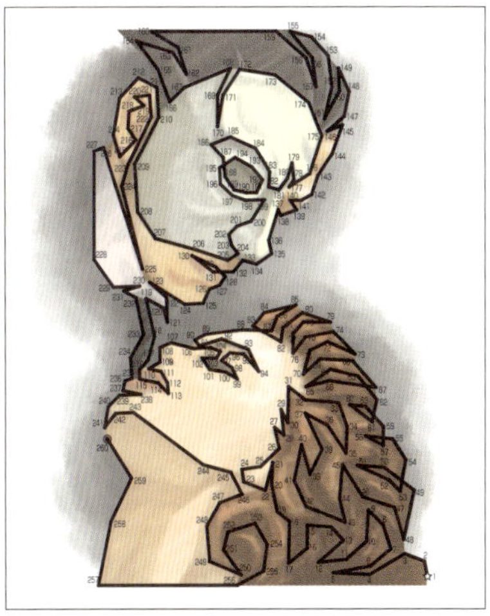

44
タイ焼き

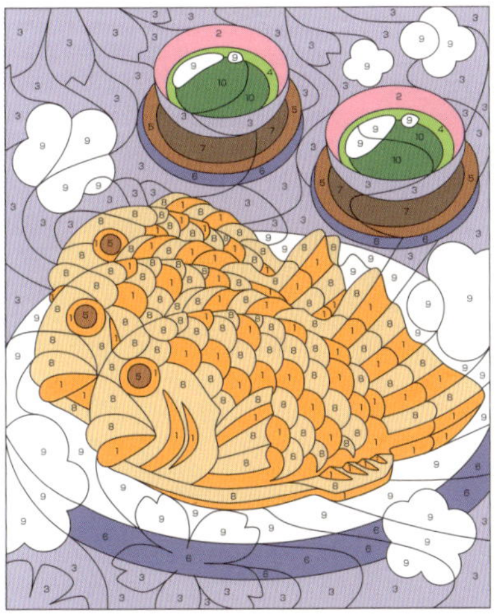

45
Ⓒ万里の長城

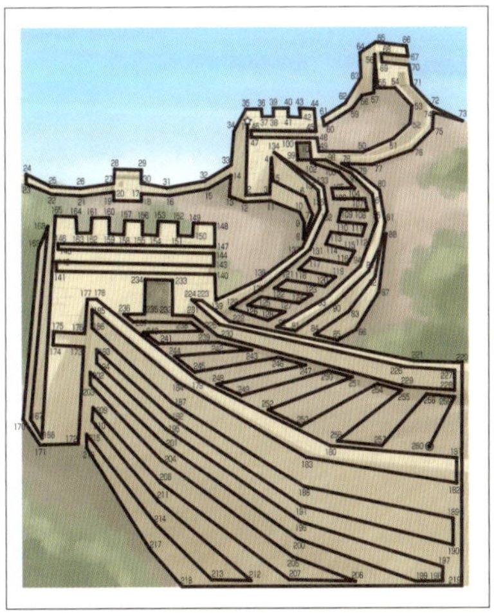

46
C

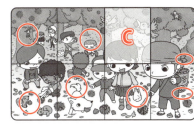

47
Ⓐ月見

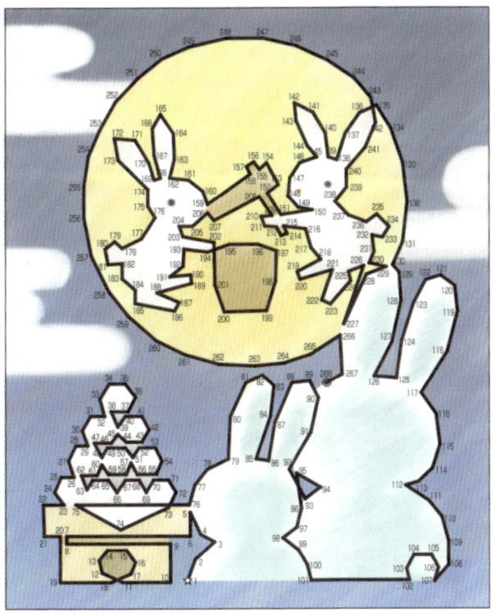

48
筋トレ

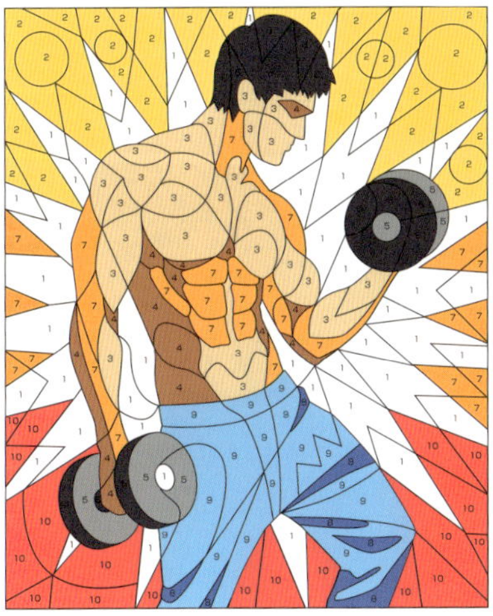

49
Ⓐ天照大御神

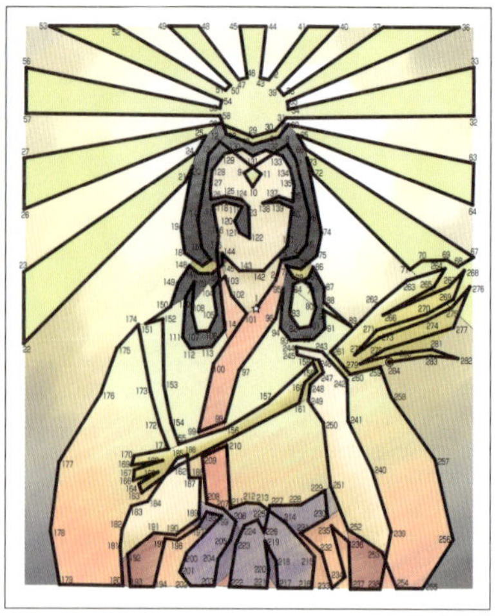

50
Ⓒ

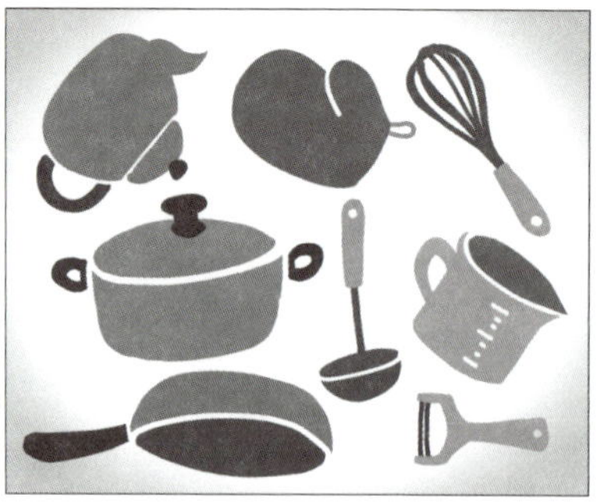

51
通らない

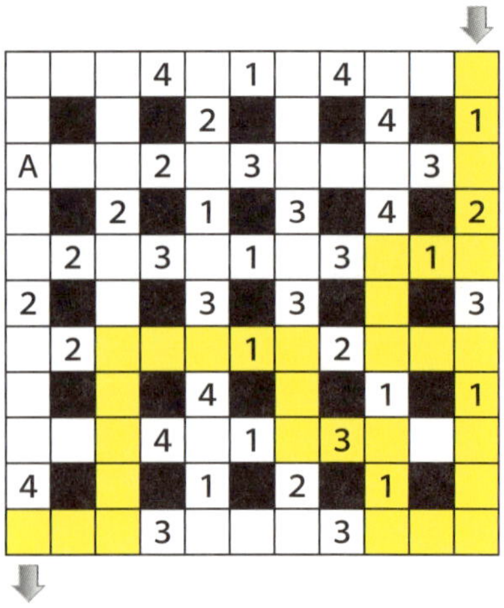

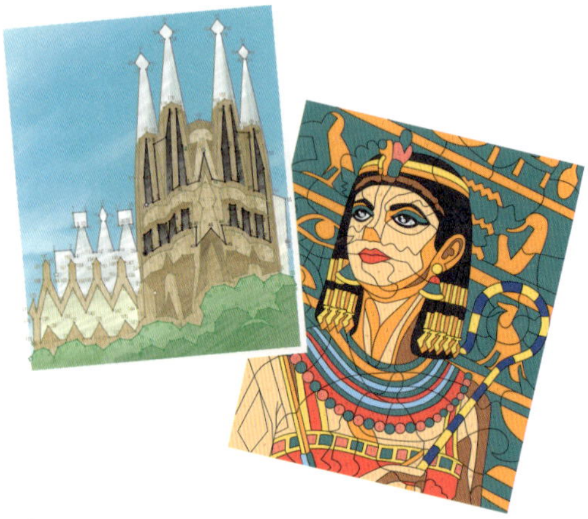

上級編

点つなぎ／パズルぬり絵／迷路
まちがい探し／まちがいピース／テントパズル

52
Ⓑアルパカ

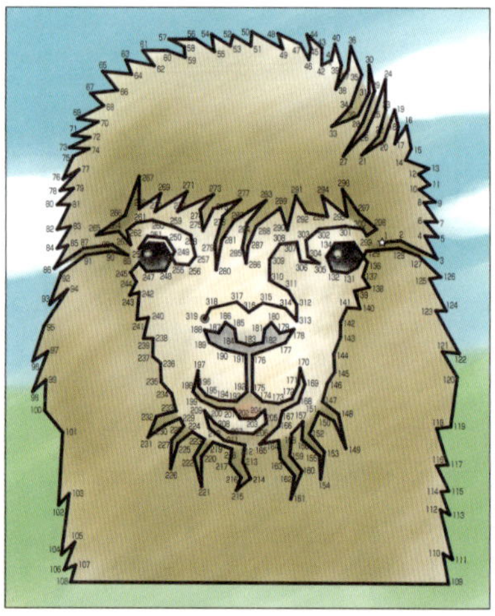

53
金魚鉢

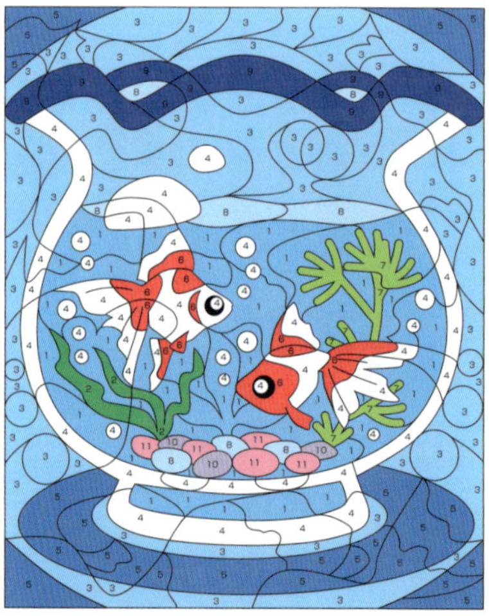

54
Ⓐローマの休日

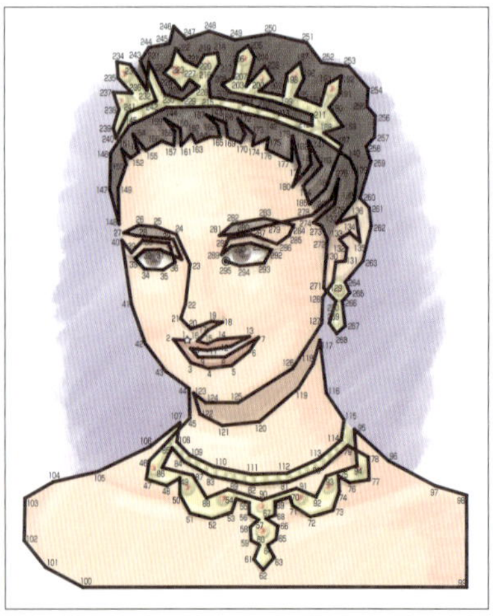

55
E

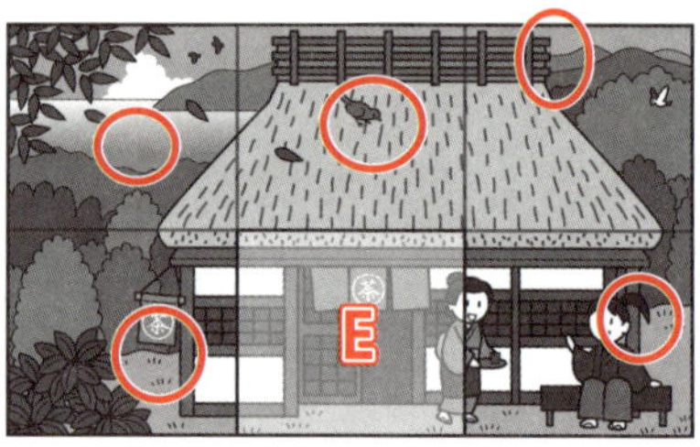

56
Ⓑ自由の女神像

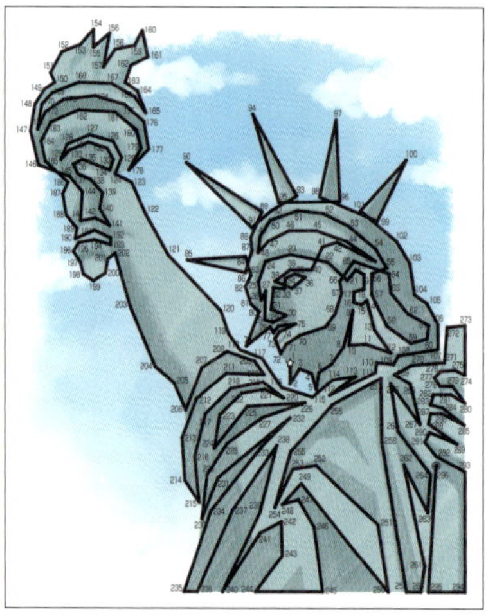

57
Ⓒ恐竜

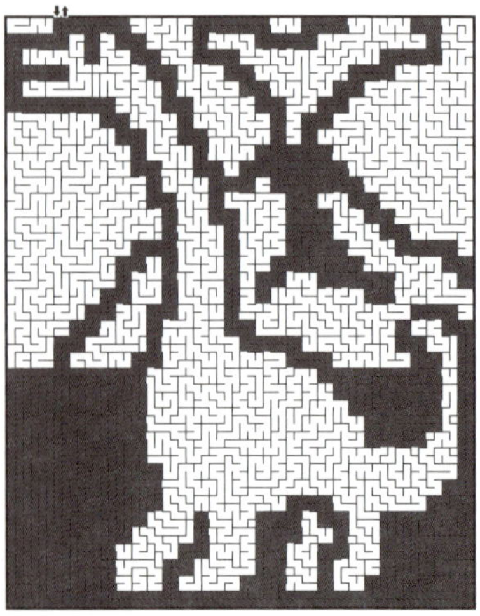

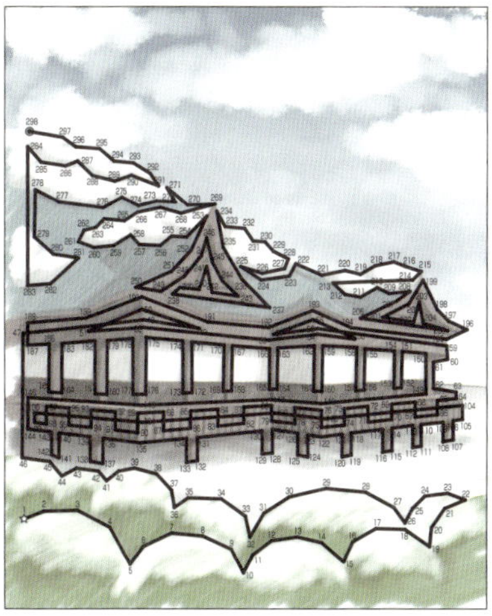

58 Ⓒお寺の雪景色

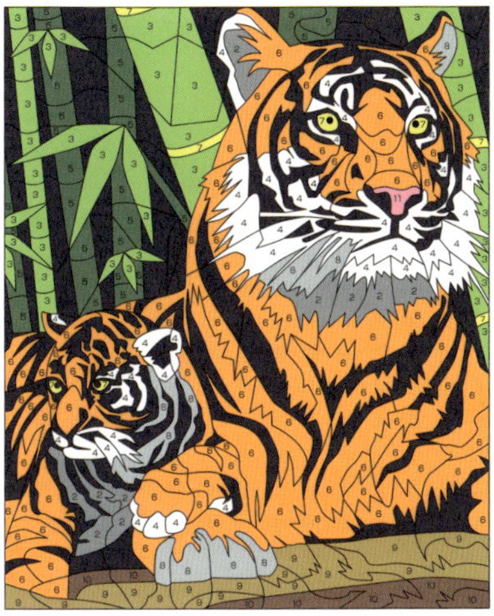

59 トラの親子

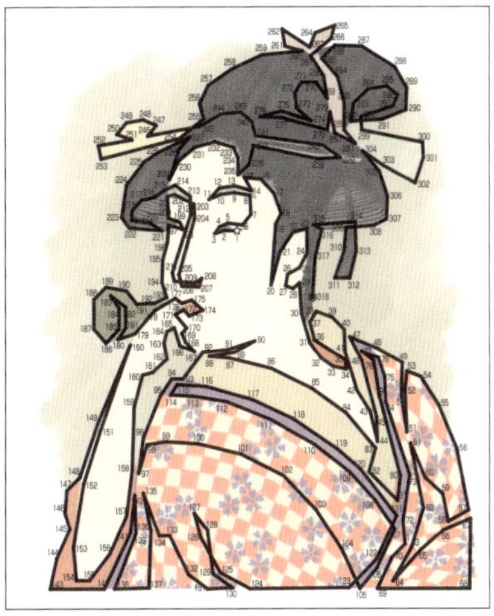

60 Ⓐビードロを吹く娘

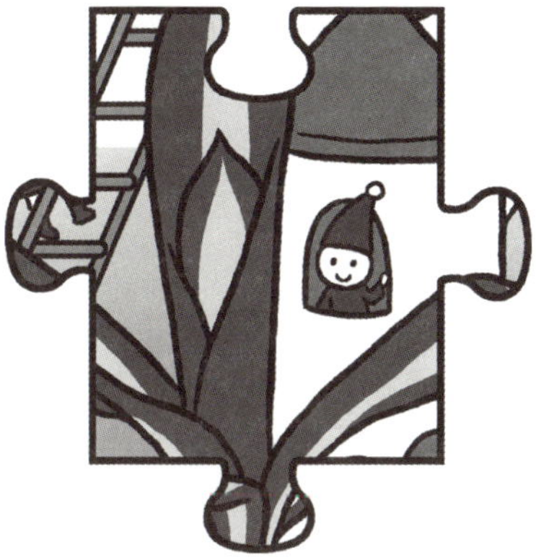

61 B

※小人の帽子の先が外に出ている

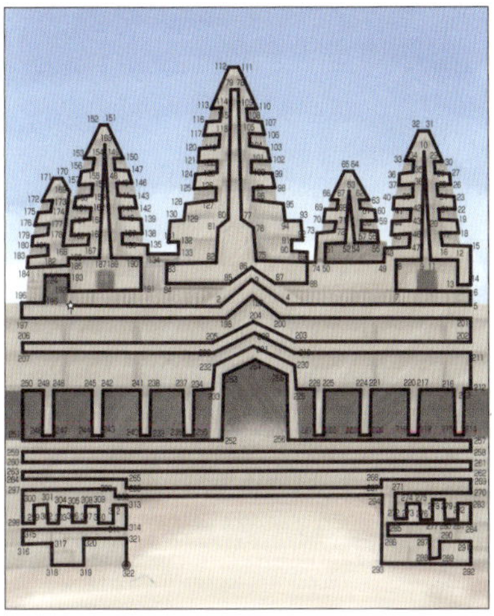

62 Ⓒアンコール・ワット

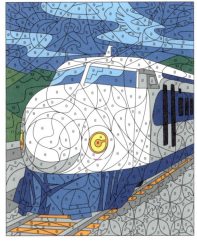

63 新幹線

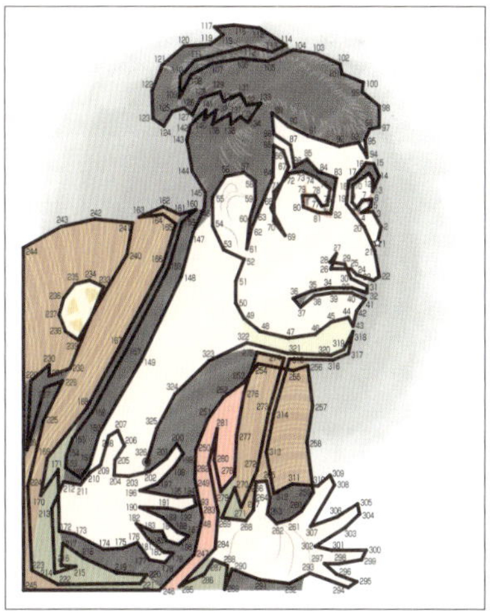

64 Ⓒ東洲斎写楽

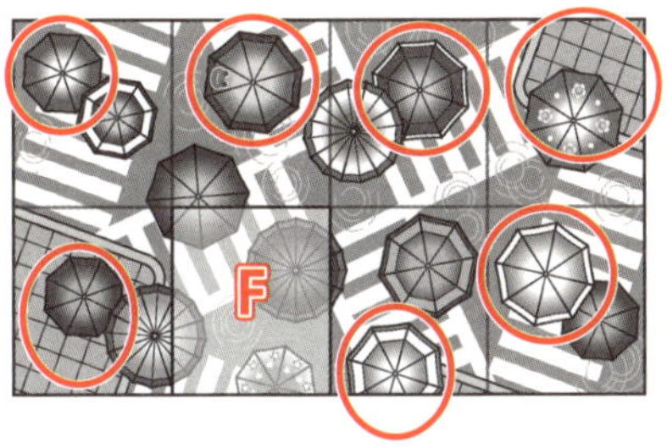

65 F

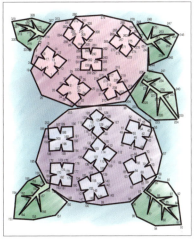

66 Ⓐアジサイ

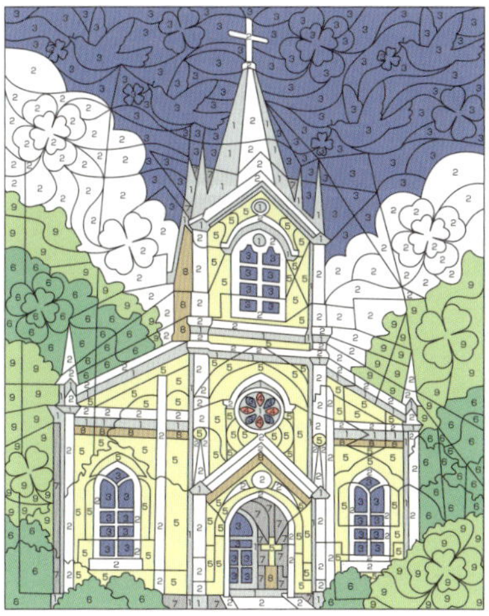

67 教会

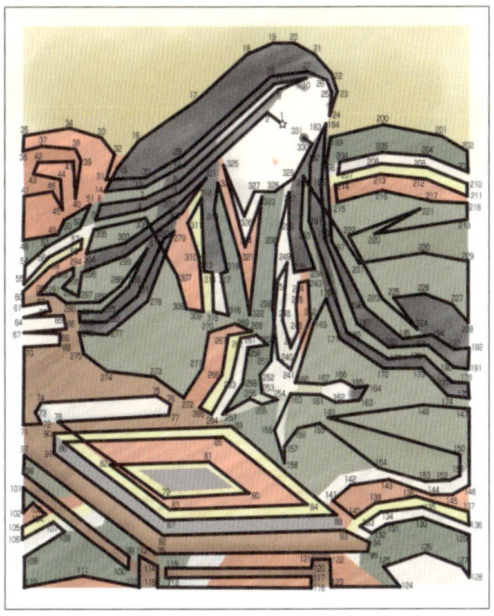

68 Ⓐ紫式部

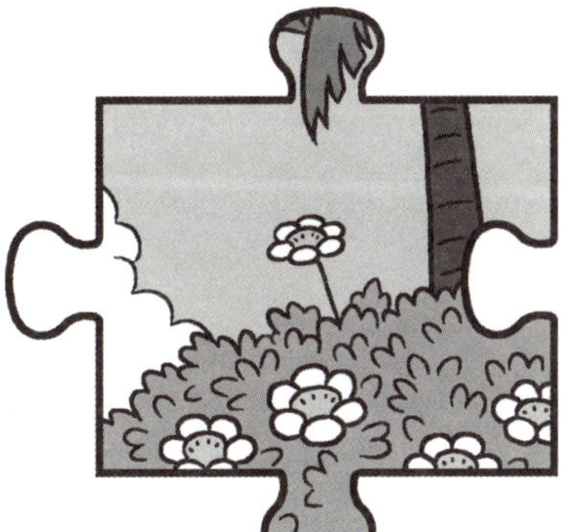

69 G

※花の茎が長い

70 Ⓐ恵比須天

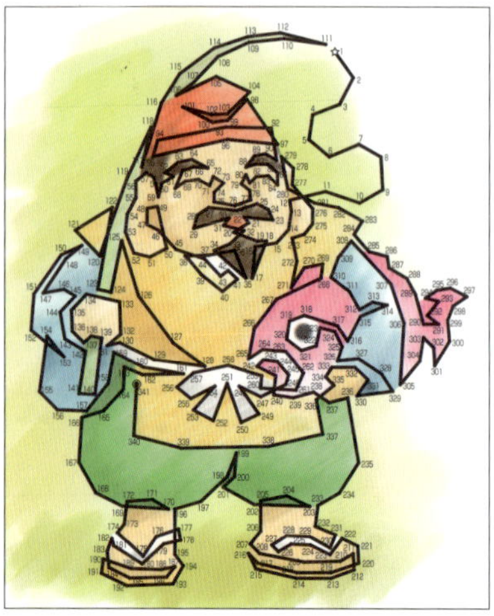

71 Ⓑカニ

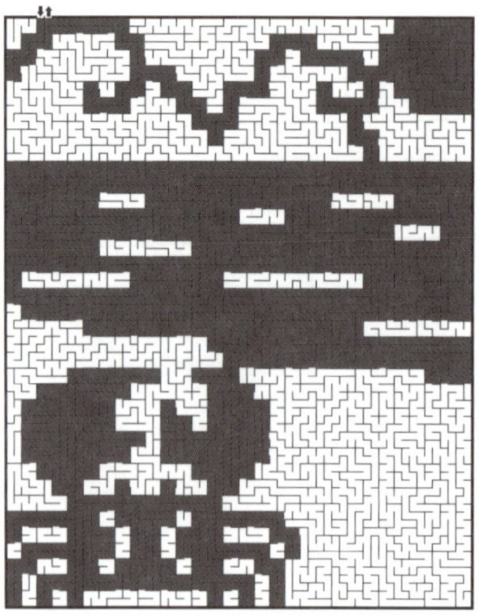

72 Ⓐツルとカメ

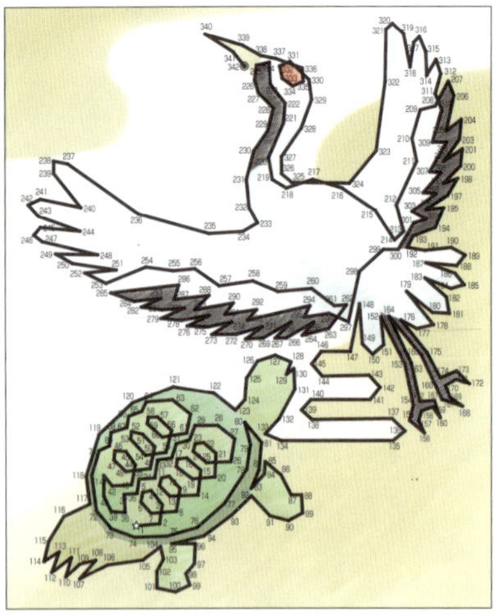

73 夏目漱石

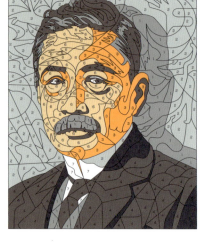

74 Ⓒオズの魔法使い

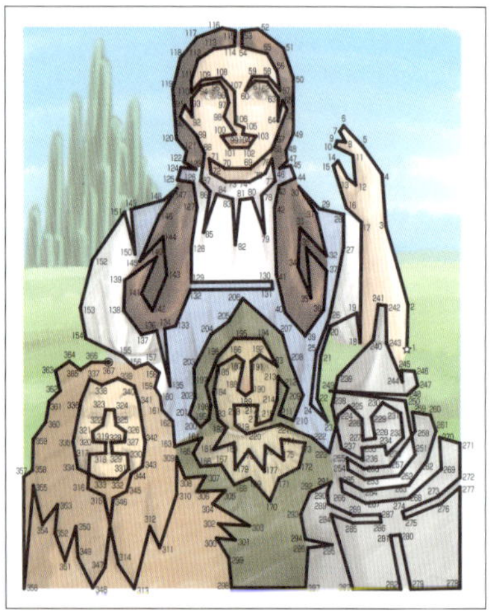

75 E

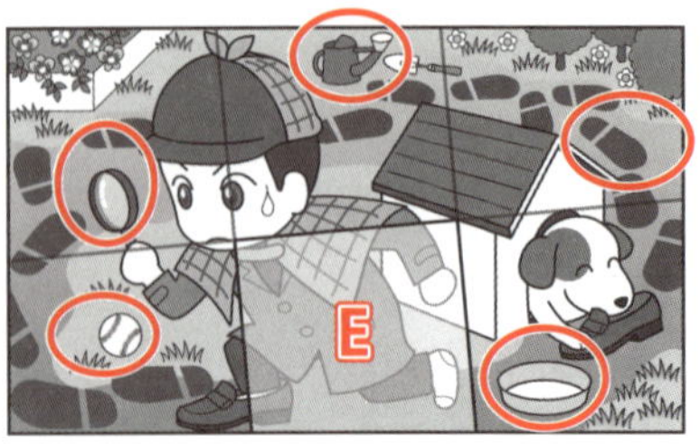

76 Ⓑ奈良の大仏

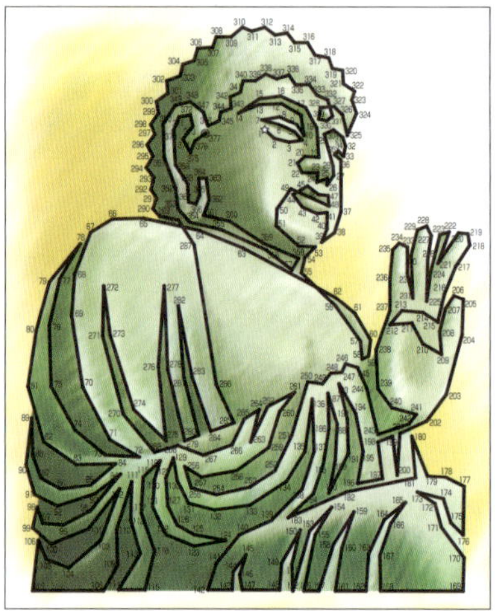

77 シャモ

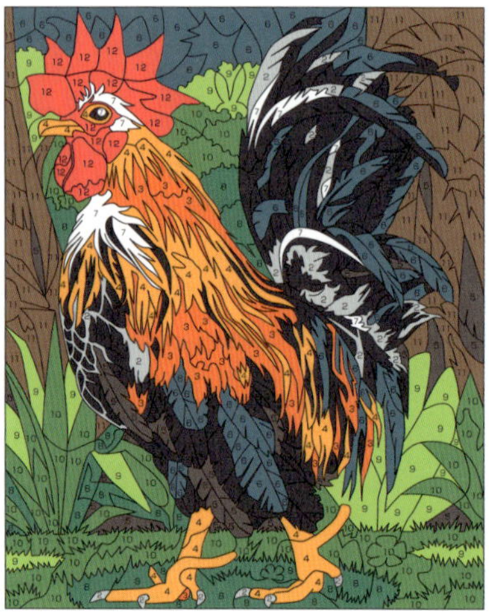

78 Ⓒ東京オリンピック

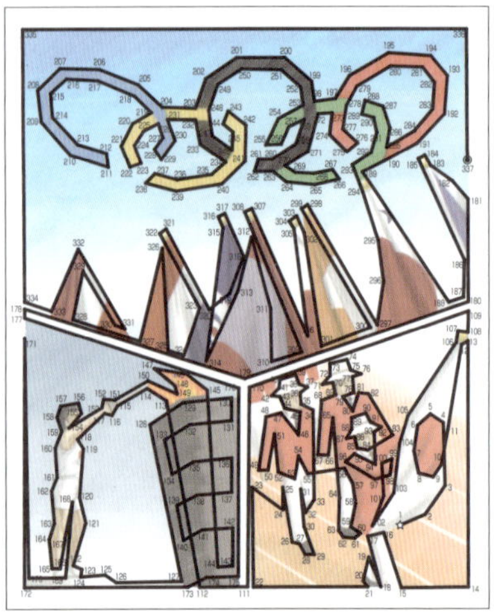

79 左の図のように建てる

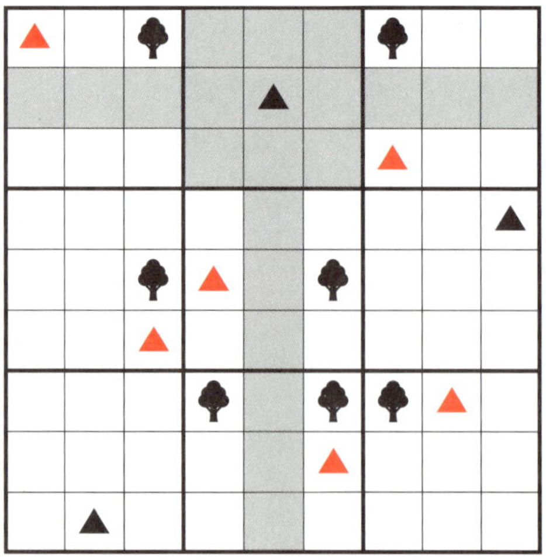

〈解説〉
まずは3×3エリアに必ずひとつのテントを建てると考えることが大切です。そこからすでに建っている3つのテントから縦横の列に色づけするなどしてチェックすれば、どこに配置すればいいかわかります。

80 Ⓑモミジ化粧の山々

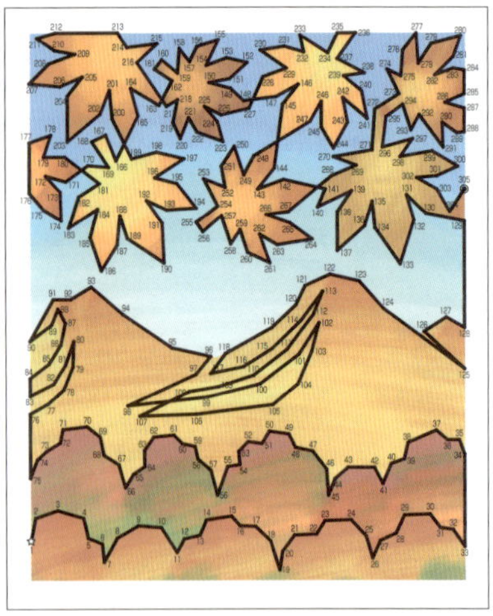